粉碎 健康谣言

200条

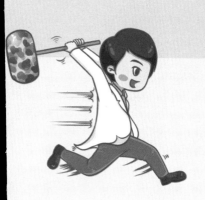

主 编 齐璐璐

 上海科学技术出版社

图书在版编目（ＣＩＰ）数据

粉碎健康谣言200条 / 齐璐璐主编. -- 上海 ：上海
科学技术出版社，2021.11（2024.1重印）
ISBN 978-7-5478-5529-4

Ⅰ．①粉… Ⅱ．①齐… Ⅲ．①保健－基本知识 Ⅳ.
①R161

中国版本图书馆CIP数据核字(2021)第216431号

粉碎健康谣言200条

主　编　齐璐璐

上海世纪出版(集团)有限公司
上海科学技术出版社 出版、发行
（上海市闵行区号景路159弄A座9F-10F）
邮政编码201101　www.sstp.cn
永清县晔盛亚胶印有限共司印刷
开本 889×1194　1/32　印张 7.5
字数 100千字
2021年11月第1版　2024年1月第2次印刷
ISBN 978-7-5478-5529-4/R·2411
定价：68.00元

编写人员

主　编

齐璐璐

副主编

冯　颖

编　委

金晓璐　　支闻沁　　纪　颖　　宋琼芳
唐闻佳　　杨晓旭　　张　寒　　张欣迪

医学顾问（按姓氏笔画排序）

王　庆　　王晓丹　　李熙雷　　吴　杰
邹静怀　　沈　纳　　沈旻倩　　沈继平
张宁萍　　张宇浩　　张　静　　陈　琳
茅　松　　郑丹萍　　黄卫红　　程蕾蕾
曾　军　　薛　宁

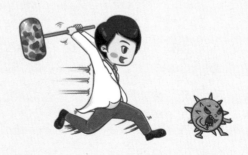

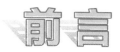

　　遭遇健康问题时，人们往往会产生焦虑，还会被一些身体表象的感受、外界传播的"经验"所蒙蔽。怎样才能破除健康谣言，远离疾病呢？对大多数非医学专业人士而言，掌握一些基本的医学常识是非常必要的。

　　然而，目前不少医学科普读物过于专业化、理论化、学术化，像医学教科书，非医学专业的读者看不懂、用不上。针对一些健康谣言，目前的医学科普预判性不足，多为"被动式"辟谣，而非前瞻性科普、"预防"性辟谣。医务人员做科普时，有时也难以跳脱医学专业思维，习惯运用大量专业术语，采取的也是"讲课"或"宣教"模式，使得科普知识的传播者和受众双方都非常"累"。

　　对渴望了解医学知识的大众而言，医生们在辛苦"上课"，而台下的听众们听不懂，科普效果必然大打折扣。

　　医学科普如何"接地气"，如何让普通人愿意听、主动听，并通过积极分享进行二次传播，是本书的编撰团队一直致力于解决的问题。在团队成员的共同努力下，《粉碎健康谣言200条》问世！

　　这本书是医学科普爱好者探寻医学世界奥秘的理想读物，紧扣"谣言粉碎机"主题，精选老百姓最关心的200个健康话题，针对与之相对应的网络健康谣言，由医学专家精准辟谣，逐一击破。

　　为帮助读者更好地吸收、理解，形成系统性记忆，本书分成12个主题——既有针对心脏、肝脏、肾脏、肺、胃肠、骨骼、神经、皮肤、口腔、五官进行的"主题"辟谣，也有专门面向女性和儿童健康问题的"辟谣专区"。每个谣言配有200字左右的专业解读，

1

简明扼要说明问题，并辅以漫画图解。青少年读者能够通过阅读，渐渐打开医学相关的视野和格局。

本书一改传统医学科普读物的刻板、教条，以新颖、直白的方式提炼出生活中常见的健康误区，用生动活泼、图文并茂的轻松形式进行辟谣，并阐明这些谣言背后蕴含的科学道理，既有专业性，又深入浅出、贴近大众、特色鲜明。比如："高血压患者不能吃肉，可以多吃海鲜""胸痛可以先'屏屏'""患哮喘的孩子不能参加体育活动""瘦人是不可能患脂肪肝的""晚说话的小孩更聪明""经常用面部喷雾，可以保湿""年轻人不会中风"……这种直观的辟谣方式，能引起读者的共鸣和兴趣，在轻松愉快的氛围中学习医学知识，走出健康误区。

为了将科普做得更"有趣"，本书结合融媒体时代信息传播的特点，以漫画、音频、动画的形式进行传播。基于我国老年人群与孙辈们日常相处的时间较长，本书的出版有望使青少年成为健康知识的传播者，把医学知识传递给家人、亲友。

"上医治未病"。一本健康科普图书的意义，不仅在于告诉大家该怎么做，更要告诉大家为什么要这么做，以及如何"举一反三"。希望读者们在阅读本书后，树立正确的健康观念，更科学、理性地面对疾病，做自己和身边人的健康卫士！

主编　齐璐璐

2021 年 11 月

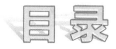

第二章　粉碎关于肺的谣言　21

第三章　粉碎关于女性健康的谣言　39

第四章　　粉碎关于肝脏的谣言　57

第五章　粉碎关于胃肠的谣言　77

第六章 **粉碎关于儿童健康的谣言** **97**

第九章 **粉碎关于骨骼的谣言　151**

第十章 粉碎关于大脑的谣言 **169**

第十一章 粉碎关于五官的谣言 **185**

第十二章　粉碎关于口腔的谣言　205

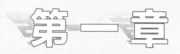

第 一 章

粉碎关于**心脏**的谣言

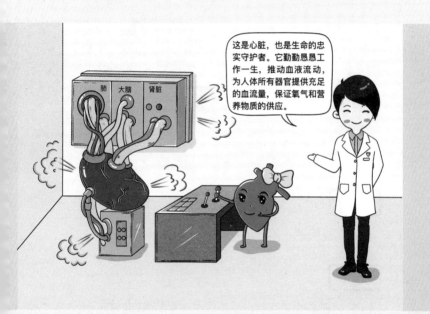

1. 心电图正常，说明心脏没问题

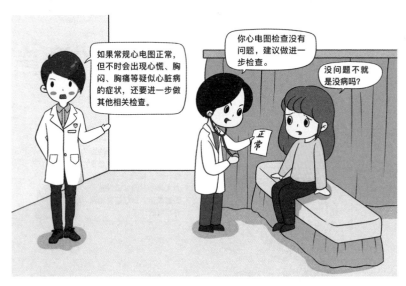

辟谣

心电图没问题，不代表心脏就一定没问题。

分析

如果常规心电图检查结果是正常的，但患者不时出现心慌、胸闷、胸痛等症状，还需要进一步做其他相关检查。常规心电图仅记录检查时几十秒的心电活动，如果异常情况当时没有出现，就会被遗漏。对这些患者而言，需要进行24小时动态心电图检查。有些心脏问题，如心脏瓣膜病、先天性心脏病、冠心病等，心电图检查结果可以是正常的，需要做心脏彩超检查，甚至冠脉CTA、冠脉造影等检查来确诊。

2. 脚肿和心脏无关

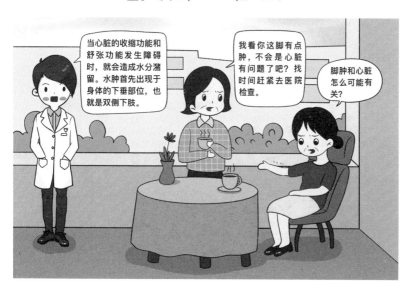

当心脏的收缩功能和舒张功能发生障碍时，就会造成水分潴留。水肿首先出现于身体的下垂部位，也就是双侧下肢。

我看你这脚有点肿，不会是心脏有问题了吧？找时间赶紧去医院检查。

脚肿和心脏怎么可能有关？

辟谣

脚肿可能是心脏病的"信号"。

分析

　　心脏是统管全身血液循环的"司令部"。当心脏的收缩功能和舒张功能发生障碍，无法有效维持全身血液循环时，就会造成人体内水分潴留，主要表现为水肿。水肿首先出现于身体的下垂部位，即双下肢。当然，各种类型的肾炎和肾病、肝硬化等，也会引起下肢水肿。甲状腺功能减退者会出现全身非凹陷性水肿。下肢静脉瓣功能不良者，也常表现为下肢水肿。人体下肢静脉内有多个单向开启的静脉瓣，保证血液只能向上流动，不发生反流。静脉瓣一旦受损，下肢静脉血液回流就会受影响，从而导致下肢水肿。

3. 电子血压计测血压不准

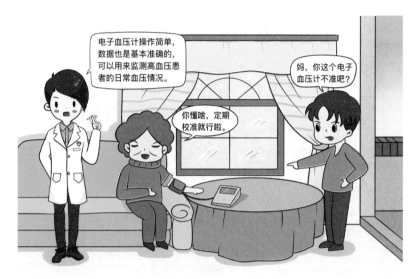

电子血压计操作简单，数据也是基本准确的，可以用来监测高血压患者的日常血压情况。

妈，你这个电子血压计不准吧？

你懂啥，定期校准就行啦。

辟谣

推荐使用上臂式电子血压计测量血压。

分析

常见的血压计包括电子血压计和医用水银柱血压计两种。医用水银柱血压计体积较大，测量要求较高，专业性较强，一个人较难使用。电子血压计操作方法简单，容易掌握，适用于家庭自测血压。宜选用上臂式电子血压计，因为相比腕式血压计，其测量的准确性更高。需要注意的是，电子血压计需要定期送到维修点进行校验，以保证测量结果的可靠性。

4. 高血压能根治

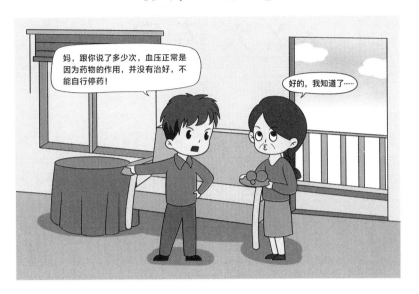

辟谣

原发性高血压不能根治，患者需要长期用药。

分析

高血压分两种类型：原发性高血压和继发性高血压。继发性高血压是继发于其他疾病的高血压，如肾脏病变、甲状腺功能异常等。当导致高血压的疾病被根治或有效控制后，作为继发症状的高血压有可能被治愈或明显缓解。原发性高血压是指没有明确继发因素的高血压，一般需要长期治疗，尚无法被根治。

5. 降压药要经常换

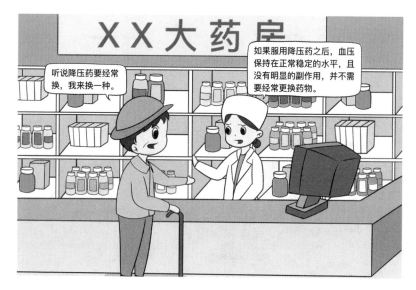

辟谣

降压药不宜经常换，以免导致血压波动。

分析

高血压患者在服用降压药后，能够将血压稳定控制在正常水平，且没有头晕等明显副作用，并不需要经常更换药物。部分高血压患者听说某个降压药效果好，就想换药。其实，降压药物的效果因人而异，适合别人的降压药并不一定适合你。换药后，新的药物往往需要一段时间方能发挥稳定的降压作用，在这段时间内，很容易造成血压的波动，得不偿失。

6. 血压正常就可以停药

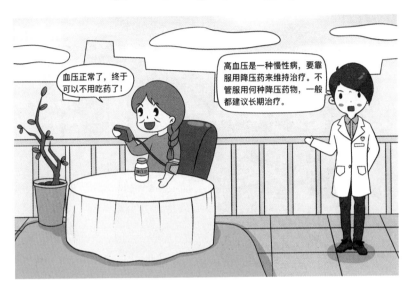

辟谣

高血压患者服用降压药后，血压降至正常范围，并不代表高血压已经"治好"，不能自行减药或停药。

分析

高血压是一种慢性病，患者需要长期服用降压药，以维持血压的稳定。不管服用何种降压药物，一般都建议长期治疗。很多人担心长期服用降压药会成瘾，这种担心其实是多余的，降压药并没有成瘾性。如果因为血压控制在正常范围内了，就擅自停药，血压会再次升高。

7. 胆固醇高的人不能吃蛋黄

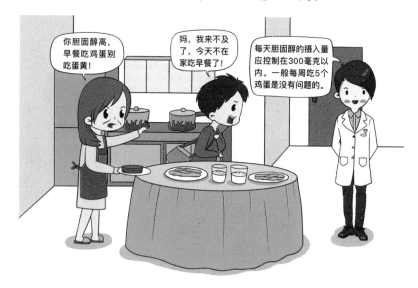

你胆固醇高，早餐吃鸡蛋别吃蛋黄！

妈，我来不及了，今天不在家吃早餐了！

每天胆固醇的摄入量应控制在300毫克以内。一般每周吃5个鸡蛋是没有问题的。

辟谣

适量吃鸡蛋并不会导致胆固醇升高。

分析

人体的胆固醇主要有两个来源：一是外源性胆固醇，通过饮食摄入，在小肠吸收，约占1/3；二是内源性胆固醇，由肝脏合成，随胆汁进入小肠后被吸收，占2/3。适当限制饮食中胆固醇的摄入量，对降低血胆固醇水平是有益的。蛋黄中含有丰富的胆固醇和卵磷脂，一个鸡蛋的胆固醇含量约为200毫克。《中国居民膳食指南2016》建议：每人每天食用一个鸡蛋。血胆固醇升高者，罹患冠心病、脑卒中等心脑血管疾病者，每天胆固醇的摄入量宜控制在300毫克以下，一般每周吃5个鸡蛋是没有问题的。

8. 血脂正常就不需要吃调脂药

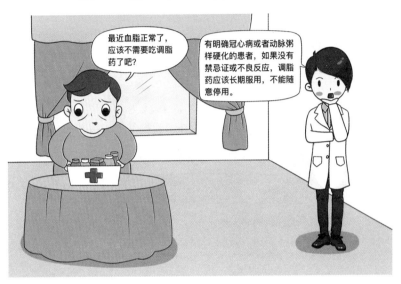

最近血脂正常了，应该不需要吃调脂药了吧？

有明确冠心病或者动脉粥样硬化的患者，如果没有禁忌证或不良反应，调脂药应该长期服用，不能随意停用。

辟谣

调脂目标因人而异，调脂药物一般须长期服用。

分析

血脂在不同人群中的目标值是不同的。存在高血压、糖尿病、吸烟、肥胖等动脉粥样硬化危险因素越多的人群，其血脂（尤其是低密度脂蛋白胆固醇）需要达到的目标值就越低。血脂异常人群首先应进行生活方式干预，如控制饮食，特别是控制高脂、高糖食物及酒精的摄入，加强锻炼，减重等。对冠心病和动脉粥样硬化患者而言，服用他汀类调脂药物能有效控制病情进展。如果没有禁忌证或药物不良反应，他汀类药物应该长期服用，不能随意停药。

9. 所有早搏都需要治疗

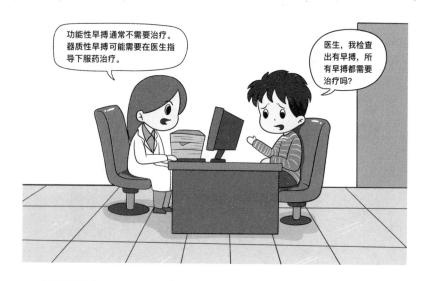

辟谣

并非所有早搏都需要治疗。

分析

早搏，医学上称为"期前收缩"，是一种常见的心律失常。患者的主要症状是心慌，有一种心脏不时"停跳"的感觉，容易引起紧张、焦虑，甚至恐惧情绪。

早搏可以发生在没有心脏病的健康人群（功能性早搏），也可以发生在有心脏病基础的人群（器质性早搏）。功能性早搏通常不需要治疗，症状比较明显的功能性早搏患者可以在医生指导下服用抗心律失常药物。

10. 窦性心律不齐，说明有心脏病

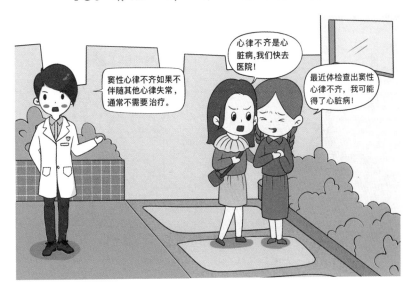

辟谣

窦性心律不齐一般为生理现象，不需要治疗。

分析

窦房结是指挥心脏搏动的"最高司令部"，窦房结每发出 1 次冲动，心脏就跳动 1 次，医学上称为"窦性心律"。在大多数健康人的心电图上，窦性心律是相对匀齐的。如果心电图检查报告提示"窦性心律不齐"，一般不必担心，大多属于正常生理现象。窦性心律不齐分为呼吸相关性和非呼吸相关性两类，大多数人属于"呼吸性窦性心律不齐"，尤其是青少年和青年人。如果不伴随其他心律失常，窦性心律不齐通常不需要治疗。

11. 高血压患者不能吃肉，可以多吃海鲜

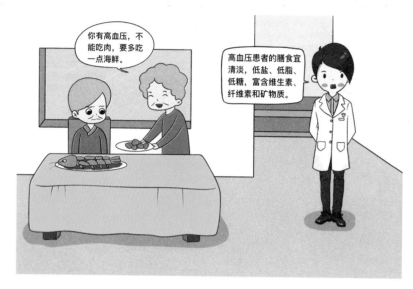

辟谣

高血压患者可以吃肉，也可以吃海鲜，适量为宜。

分析

红肉（猪、牛、羊肉等）脂肪含量较高，高血压患者确实不宜多吃。但白肉（鸡、鸭、鱼、虾等）富含优质蛋白质、脂肪含量不高、热量相对较低的肉类，高血压患者是可以食用的。经常吃海鲜，特别是新鲜的深海鱼，对预防心血管疾病有利，因为深海鱼含有更多的不饱和脂肪酸和优质蛋白质，热量相对较低。不过，用盐腌制过的海产品、禽类等，含钠量过高，不利于血压的控制，高血压患者应避免食用。高血压患者的膳食宜低盐、低脂、低糖，富含纤维素、维生素和矿物质。

12. 胸痛可以先"屏屏"

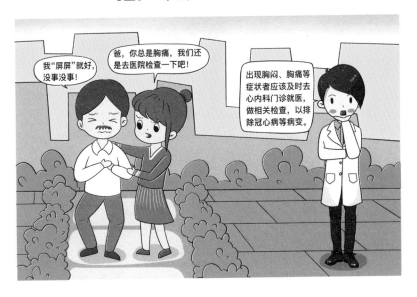

辟谣

导致胸痛的原因很多，患者须及时就医。

分析

出现胸闷、胸痛等症状的患者应及时去心内科就诊，做相关检查，以排除冠心病。确诊为冠心病者，外出时应随身携带硝酸甘油等药物，以备不时之需。胸痛剧烈，伴出冷汗、眼前发黑等情况者，应及时去医院就诊，千万别怕麻烦。因为除了冠心病，胸痛也可能是心肌梗死、主动脉夹层、气胸等严重疾病导致，如果得不到及时救治，可能会危及生命。

13. 感冒是小事，不会"伤心"

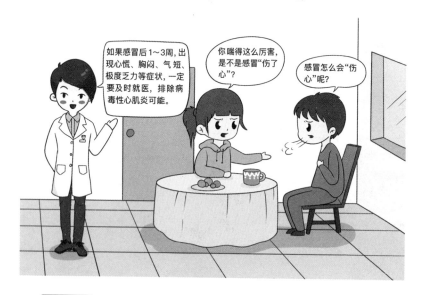

辟谣

感冒后出现胸闷、气急，须警惕病毒性心肌炎。

分析

普通感冒一般由病毒感染引起，不需要使用抗菌药物，具有自愈性，病程一般为7天左右。常见症状为咳嗽、流涕、打喷嚏，部分患者可有发热。感冒后1～3周出现心慌、胸闷、气短、乏力等症状者，应提高警惕，及时就医，排除病毒性心肌炎可能。多数病毒性心肌炎患者发病前有感冒、腹泻病史，轻者可无明显症状，严重者可因严重心律失常而危及生命。病毒性感冒引起的心肌炎不少见，以年轻患者居多。因此，感冒不是小事，患者一定要注意休息，多饮水，补充维生素，必要时及时就医。

14. 血压高肯定有感觉

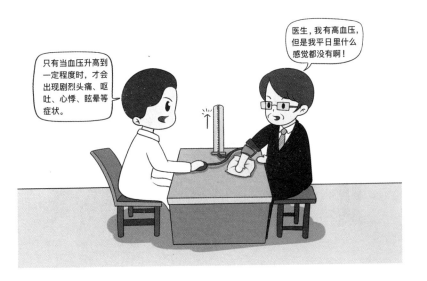

血压升高不一定有"感觉"。

分析

　　高血压的症状因人而异，很多患者虽然血压已偏高，但可以没有症状；只有当血压骤然升高、达到一定程度时，才会出现头痛、呕吐、心悸、眩晕等不适症状。出现不明原因头痛者，可以测量一次血压，排查一下。需要提醒的是，由于症状与血压升高程度不成正比，故高血压患者不能根据有没有不适症状来判断病情轻重，更不能据此来决定是否需要服药。无论是否有症状，高血压患者都应在医生指导下接受正规治疗，把血压控制在理想范围内。

15. 喝红酒可以预防心血管疾病

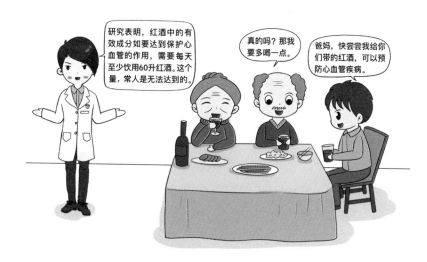

研究表明，红酒中的有效成分如要达到保护心血管的作用，需要每天至少饮用60升红酒。这个量，常人是无法达到的。

真的吗？那我要多喝一点。

爸妈，快尝尝我给你们带的红酒，可以预防心血管疾病。

辟谣

不推荐通过饮用红酒预防心血管疾病。

分析

很多人认为，喝红酒能预防和治疗心血管疾病，因为红酒含有白藜芦醇。白藜芦醇是多酚类有机化合物，动物实验证实其具有抗癌、抗炎、改善血管内皮功能、减缓衰老等作用。但实际情况是，要通过摄入红酒中的白藜芦醇来达到保护心血管的作用，每天至少需要饮用 60 升红酒才行，这个量是常人无法达到的。相较于此，医生更关注酒精摄入对人体健康造成的危害。红酒的酒精度为 12% ～ 13%，长期、过量饮用红酒，反而会加重心血管和肝脏的负担。

16. "装"了心脏支架要一辈子吃药，能不做就不做

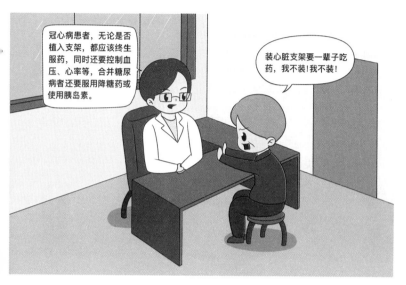

冠心病患者，无论是否植入支架，都应该终生服药，同时还要控制血压、心率等，合并糖尿病者还要服用降糖药或使用胰岛素。

装心脏支架要一辈子吃药，我不装！我不装！

辟谣

是否需要植入心脏支架，须由医生根据病情决定。

分析

对冠心病患者而言，无论是否植入支架，都需要终生服药，如抗血小板药物、他汀类药物、降压药、降糖药，等等。如果不接受正规治疗，冠状动脉很容易出现狭窄或阻塞。冠状动脉狭窄达 75% 以上且有心肌缺血症状的患者，药物治疗效果较差，可能需要植入冠脉支架，把狭窄的血管撑开，以改善心肌缺血症状，避免发生心肌梗死。为避免冠脉支架植入后形成血栓，患者在术后一年内需要服用两种抗血小板药物。一年以后，血栓形成的风险大大降低，药物治疗方案也会作相应调整。

17. 阿司匹林和速效救心丸是冠心病急救药，要多备些

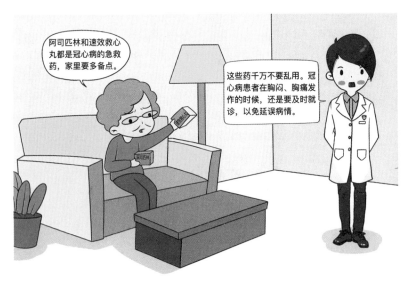

辟谣

阿司匹林不是急救神药，服用速效救心丸有讲究。

分析

确诊为冠心病者，若无禁忌证，一般需要长期服用阿司匹林。发生急性心肌梗死者，尽快服用包括阿司匹林在内的抗血小板药，可在一定程度上延缓病情进展，仅在此时，阿司匹林可被认为是"急救药"。

在缓解心绞痛方面，速效救心丸的效果可能不如硝酸甘油。值得一提的是，无论服用速效救心丸还是硝酸甘油，若服药后症状无明显缓解、胸痛持续20分钟以上，须警惕急性心肌梗死可能，患者应及时去医院就诊。

18. 心脏不好的人尽量不要运动

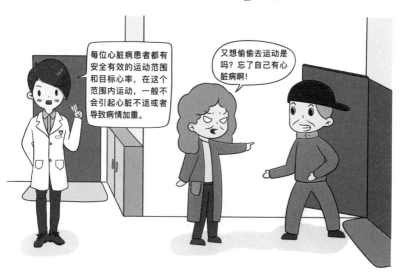

辟谣

心脏病患者适当运动有助于康复。

分析

很多人误以为患了心脏病就该静养，特别是发生心肌梗死以后，运动一度被认为是禁忌。事实上，心脏病患者只要在合适的运动强度内进行科学的运动，不仅不会引起心脏不适或病情加重，还能在一定程度上促进心功能的恢复。

心脏病患者在运动前应进行专业评估，由医生根据评估结果，开具个体化的运动处方。运动时应循序渐进，最好有人陪伴；运动过程中若出现不适，应立即放慢速度，原地休息；若休息后不适症状未缓解，应立即去医院就诊，以免延误诊治。

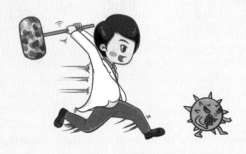

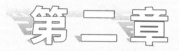

第二章
粉碎关于**肺**的谣言

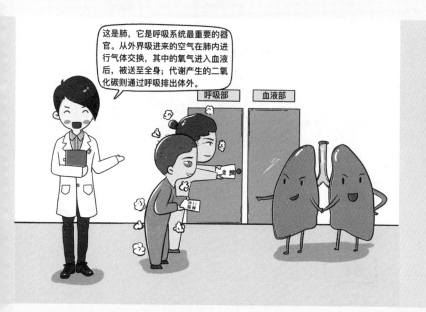

19. X线胸片正常，说明肺没有问题

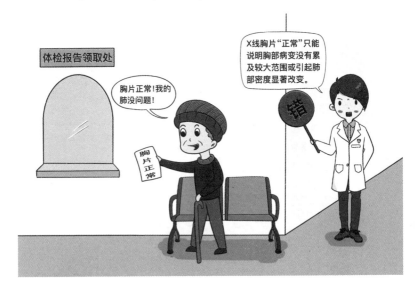

> 辟谣

X线胸片容易漏诊肺部的"小病灶"。

> 分析

X线胸片"正常"，只能说明胸部没有较大范围的病变或密度显著改变。X线胸片是胸部整体结构叠加后的平面成像，包括由胸壁皮肤、软组织、肋骨、胸骨、锁骨、肩胛骨、胸椎等组成的胸廓，以及胸廓内的气管、支气管、肺、心脏、血管、食管及周围淋巴系统、胸膜、心包等多个器官组织。虽然两肺含有气体，可与周围结构形成天然对比，但X线胸片难以发现直径在1厘米以下的小病灶。以早期肺癌为例，X线胸片的漏诊率高，目前推荐胸部低剂量CT（LDCT）作为早期肺癌的筛查方法。

20. 肺结节就是早期肺癌

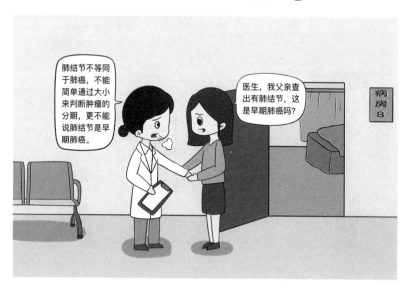

辟谣

肺结节不等于肺癌。

分析

肺结节是指影像学检查发现的直径 ≤ 3 厘米的圆形或类圆形密度增高影，可单发，也可多发。肺结节的形成原因众多，如吸烟、空气污染、厨房油烟、感染，等等。按肺结节的性质，可分为良性与恶性两大类。良性结节可以是感染性疾病所致，如结核、肺部真菌病、肺脓肿、肺部寄生虫病等；可以是风湿免疫性疾病所致，如肺结节病等；也可以是良性肿瘤，如畸胎瘤、错构瘤等。恶性结节包括原发性肺癌、肺部转移瘤等。因此，肺结节并不等于肺癌。

21. 肺结节越多，患肺癌的可能性越大

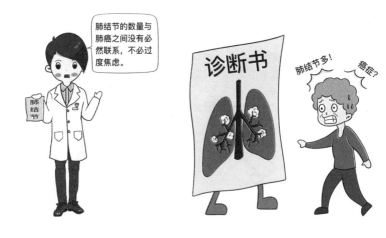

辟谣

肺结节的数量与肺癌之间没有必然联系。

分析

肺癌是指原发于气管、支气管黏膜或腺体的恶性肿瘤，常为单发；当病情进展至较晚期时，可有肺内播散病灶。多发肺结节常见于肺结核、肺非结核分枝杆菌病、肺结节病、尘肺等良性病变，也可见于身体其他部位的恶性肿瘤发生了肺转移。

通常，医生会根据肺结节的形态、密度、分布等进行鉴别，初步判断肺结节的性质。无论单发，还是多发，肺结节都不等于肺癌，患者不必过度焦虑。对肺结节患者而言，带上详细的影像学资料去医院呼吸科或胸外科就诊，听取专业医生的诊疗建议是最佳选择。

22. 吸烟者是肺癌高发人群，即便戒了烟也没用

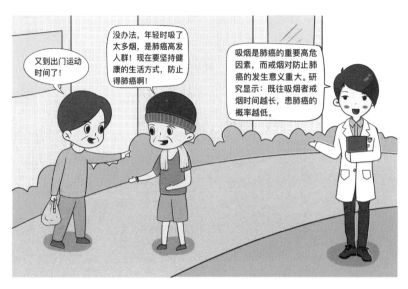

辟谣

吸烟是导致肺癌的重要危险因素，戒烟对预防肺癌意义重大。

分析

研究显示，吸烟者戒烟时间越长，患肺癌的概率越低。举个例子：吸烟者如果戒烟 10 年，其患肺癌的风险会下降至持续吸烟者的 30% ～ 50%；其他吸烟相关疾病，如慢阻肺、冠心病、脑梗死、其他脏器肿瘤等的发生率也会降低。

因此，即使曾经吸烟，只要尽早戒烟并保持健康的生活方式，就能显著降低癌症（尤其是肺癌）的发生风险。有研究表明，保持规律运动习惯的人患肺癌的概率较低。可以说，任何时候开始戒烟，都会带来健康益处。早戒比晚戒好，晚戒比不戒好！

23. 不吸烟就不会患肺癌

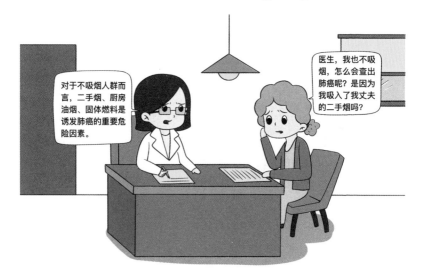

对于不吸烟人群而言，二手烟、厨房油烟、固体燃料是诱发肺癌的重要危险因素。

医生，我也不吸烟，怎么会查出肺癌呢？是因为我吸入了我丈夫的二手烟吗？

辟谣

不吸烟的人也可能患肺癌。

分析

肺癌的发生是多因素共同作用的结果，如生活方式、环境因素、遗传因素等。烟草中含有至少70种致癌物质，毫无疑问，吸烟是导致肺癌的非常重要的危险因素。不过，吸烟并不是导致肺癌的唯一危险因素，并非不吸烟就不会患肺癌。对不吸烟人群而言，二手烟、厨房油烟、空气污染等，也是诱发肺癌的重要危险因素。

24. 戒烟全凭个人毅力

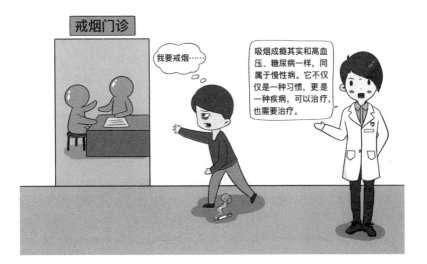

戒烟门诊

我要戒烟……

吸烟成瘾其实和高血压、糖尿病一样，同属于慢性病。它不仅仅是一种习惯，更是一种疾病，可以治疗，也需要治疗。

辟谣

自行戒烟不成，可寻求医生帮助。

分析

目前认为，烟瘾（医学上称为"烟草依赖"）和高血压、糖尿病一样，同样属于慢性病。也就是说，烟瘾不仅仅是一种习惯，更是一种疾病，可以治疗，也需要治疗。对烟瘾较重的吸烟者而言，靠毅力自行戒烟的成功率非常低。有研究数据显示，能自己成功戒烟的吸烟者不足 5%。烟草依赖的特殊之处在于，它是一种成瘾性疾病，心理依赖和生理依赖同时存在，常常需要同时进行心理干预和药物治疗，才能成功戒烟。因此，戒烟不成功者不必太灰心，可以去医院的戒烟门诊寻求专业医生的帮助。

25. 电子烟比卷烟安全

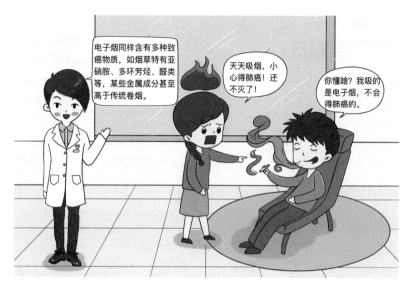

电子烟同样含有多种致癌物质，如烟草特有亚硝胺、多环芳烃、醛类等，某些金属成分甚至高于传统卷烟。

天天吸烟，小心得肺癌！还不灭了！

你懂啥？我吸的是电子烟，不会得肺癌的。

辟谣

电子烟同样有害。

分析

近几年，电子烟在全球变得非常流行，商家往往用"安全、无毒"等字眼来包装电子烟。事实上，无论是成瘾风险，还是有害成分，电子烟都和烟草制品类似。比如：电子烟一般都含有容易使人成瘾的尼古丁，使用后也会像传统卷烟一样让人欲罢不能；电子烟同样含有多种致癌物质，如烟草特有亚硝胺、多环芳香烃、醛类等，某些金属成分甚至高于传统卷烟。此外，电子烟产生的烟雾一样会污染周围环境。所谓电子烟，其实就是一种新型烟草制品，只是用"加热"替代"点燃"而已。

26. 感冒了，吃抗菌药好得快

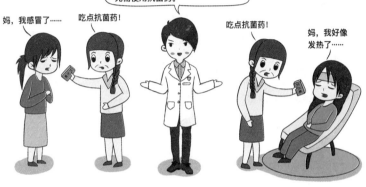

70%~80%的感冒由鼻病毒等呼吸道病毒引起，抗菌药仅适用于细菌引起的感染。感冒主要采取对症支持治疗，无需使用抗菌药。

妈，我感冒了……

吃点抗菌药！

吃点抗菌药！

妈，我好像发热了……

辟谣

大多数感冒为病毒感染导致，不需要使用抗菌药物。

分析

通常所说的感冒，指的是急性上呼吸道感染，表现为鼻塞、流涕、打喷嚏、咽干、咽痒、干咳、发热等。70%～80%的感冒由鼻病毒等呼吸道病毒引起，不需要使用抗菌药。

治疗感冒，一般无须使用抗菌药。若感冒症状持续多日无好转，并出现咯痰增多、脓痰、脓涕等情况，提示可能合并细菌感染，患者需要去医院就诊，在专业医生指导下进一步完善血常规等检查，必要时还要进行痰培养＋药敏试验，以便选择敏感抗菌药物进行治疗。

27. 打呼噜是因为睡得香

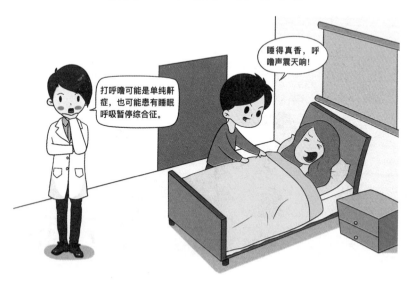

辟谣

睡觉打呼噜，并非"睡得香"，可能另有隐忧。

分析

人体上气道由鼻腔和鼻咽腔、口咽部及喉部三部分构成，上气道任何部位的解剖或功能性狭窄，均可使气流受限，形成涡流，造成口咽部软组织振动而导致打鼾。

睡觉打呼噜可能是单纯鼾症，也可能是患有睡眠呼吸暂停综合征。若睡眠时鼾声响亮（响度大于60分贝或隔室可听到）而不规律，时断时续，声音忽高忽低，往往表示有上气道严重狭窄或阻塞，是阻塞性睡眠呼吸暂停综合征的典型表现。这种鼾声属病态，与多种疾病有关，需要及时治疗。

28. 接种了流感疫苗，就不会患流感了

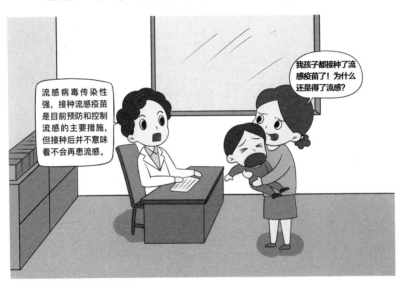

辟谣

流感疫苗的保护效力并非 100%。

分析

流感是由流感病毒感染引起的急性呼吸道传染病。流感病毒传染性强，人群对其普遍易感，接种流感疫苗是预防和控制流感传播的主要措施。不过，接种了流感疫苗并不意味着不会再患流感。如果流感疫苗中不包含所接触的流感病毒型别，或者接种后机体未能产生足够的抗体，接种者仍有可能罹患流感。不过，接种过流感疫苗的人即便患流感，病情也通常较轻。

29. 患过流感，就对其有免疫力了

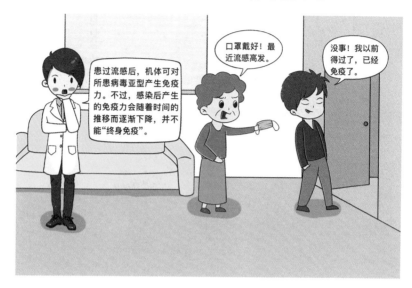

辟谣

流感病毒容易变异，患过流感者仍有可能再感染。

分析

罹患流感后，机体可对所感染的病毒株产生一定的免疫力，但免疫力会随着时间的推移而逐渐下降。同时，由于流感病毒极易发生变异，机体对未曾感染过的毒株仍易感。

接种流感疫苗是预防和控制流感的主要措施之一。在流感流行季节之前对人群进行流感疫苗预防接种，可以减少接种者感染流感的机会或者减轻流感症状。我国推荐的流感疫苗接种时间为每年9～11月。没有接种禁忌、年龄在6个月以上者，都可以接种流感疫苗。

30. 喝板蓝根冲剂可以预防流感

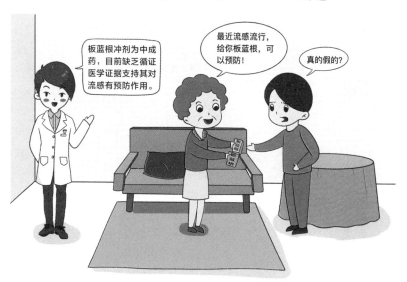

板蓝根冲剂为中成药，目前缺乏循证医学证据支持其对流感有预防作用。

最近流感流行，给你板蓝根，可以预防！

真的假的？

辟谣

板蓝根没有预防流感的作用。

分析

一些人认为，板蓝根是中药，没有副作用，是非常安全的"居家良药"。在流感高发季节，不少人把板蓝根冲剂当茶喝，甚至有家长天天让孩子服用板蓝根冲剂，以增强抵抗力。虽然有研究提示，由板蓝根制成的冲剂（颗粒）具有一定的抗病毒和抗菌作用，但必须按照中医辨证施治的原则处方用药，否则会适得其反。

板蓝根性寒，味苦，具有清热解毒、凉血消肿、利咽的功效，适用于风热、热毒壅盛所致的感冒，对风寒、体虚等类型的感冒不适用，也没有预防感冒或流感的作用。

31. 感冒了，赶紧喝姜汤

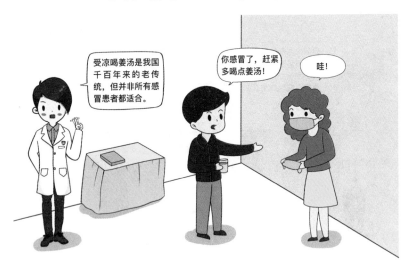

受凉喝姜汤是我国千百年来的老传统，但并非所有感冒患者都适合。

你感冒了，赶紧多喝点姜汤！

哇！

辟谣

部分感冒患者不宜喝姜汤。

分析

中医认为，生姜具有发汗解表、温中止呕、温肺止咳、解毒等功效，常用于治疗风寒感冒、胃寒呕吐等症。受凉后喝碗姜汤，是我国千百年来的老传统，具有一定的暖胃、驱寒作用。感冒后是否适宜喝姜汤，须"辩证"后确定。姜汤适合风寒感冒者饮用，风热感冒者不宜。即便是风寒感冒者，也不能一味喝姜汤。若出现高热，须酌情使用退热药；若有剧烈咳嗽，须在医生指导下使用祛痰镇咳药；若出现心慌、胸闷等不适，或怀疑存在细菌感染时，应立即去医院就诊。

32. 只有老年人才会患慢阻肺（COPD）

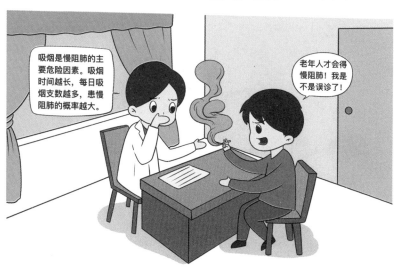

辟谣

慢阻肺并非老年人"专利"。

分析

慢性阻塞性肺疾病（COPD）简称"慢阻肺"，是一种以持续性气流阻塞并进行性加重的慢性气道疾病，是导致我国居民死亡的第三位原因。吸烟是导致慢阻肺的主要危险因素。开始吸烟年龄越小、吸烟时间越久、每日吸烟支数越多，患慢阻肺的风险越高。近年来，慢阻肺的发病有年轻化的趋势，慢阻肺不仅可见于老年人，也会发生在大量吸烟的中青年人身上。肺功能检查是早期发现和诊断慢阻肺的有效手段。肺功能检查安全、无创，可重复检测，通常情况下，10分钟左右即可完成。

33. 治疗哮喘的吸入药含激素，孩子不能用

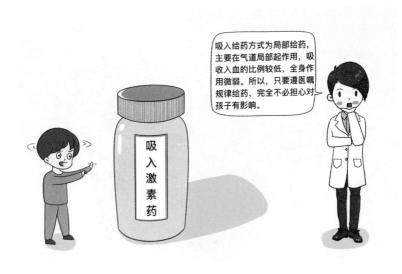

吸入给药方式为局部给药，主要在气道局部起作用，吸收入血的比例较低，全身作用微弱。所以，只要遵医嘱规律给药，完全不必担心对孩子有影响。

吸入激素药

辟谣

吸入性糖皮质激素对孩子影响小，可以安全使用。

分析

　　用于治疗哮喘的吸入性药物为局部用药，主要在气道局部起作用。与口服给药相比，吸入给药作用直接、起效快、用量少、副作用小，患儿只要遵医嘱规律用药，家长完全不必担心吸入药中的少量激素对孩子健康的影响。相反，如因过度担忧药物副作用而导致治疗不充分或延误治疗，不仅会使患儿因哮喘控制不佳致症状反复或持续发作影响生活质量、生长发育及心理健康等，还会发展为哮喘–慢阻肺重叠综合征，严重影响预后。

34. 患哮喘的孩子不能参加体育活动

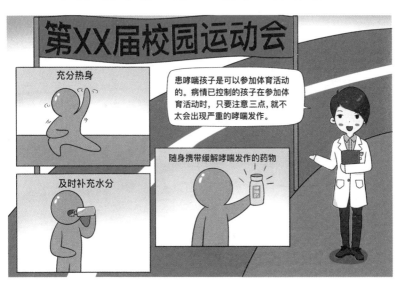

> **辟谣**

病情稳定的哮喘患儿应适当参加体育运动。

> **分析**

哮喘患儿若在病情未控制的情况下运动或参加剧烈运动，确实可能导致哮喘急性发作。哮喘控制良好的孩子应适当参加体育锻炼。因为运动不仅可以增强孩子的免疫力，促进其骨骼、肌肉发育，还可以锻炼呼吸肌，起到改善肺功能、增强肺局部抵抗力的作用，这些均有助于减少哮喘发作的次数和程度。哮喘患儿在参加体育运动时须注意：运动前要充分热身，运动过程中及运动后应注意补充水分，随身携带能缓解哮喘急性症状的药物。

35. 健康人不需要做肺功能检查

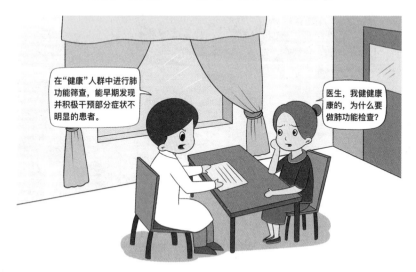

在"健康"人群中进行肺功能筛查，能早期发现并积极干预部分症状不明显的患者。

医生，我健康康的，为什么要做肺功能检查？

辟谣

40 岁以上人群应每年进行一次肺功能检查，了解肺功能状态。

分析

　　肺功能检查是指运用肺功能检测仪对肺通气及肺换气功能进行无创性评估的方法。肺功能检查对许多慢性气道疾病、肺间质疾病的诊断及随访评估起着至关重要的作用，同时也是评估手术耐受性的检查指标之一。

　　慢阻肺早期无明显不适症状，容易被忽视。在"健康"人群中进行肺功能检查，可以帮助发现那些已经存在肺功能减退，但症状不明显的患者，提醒他们及时采取干预措施，改善预后。

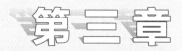

第三章
粉碎关于**女性健康**的谣言

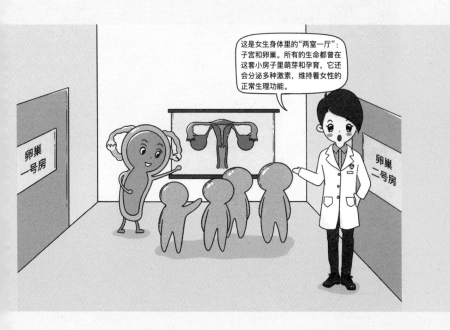

36. 紧急避孕药方便又有效，可以作为常规避孕方式

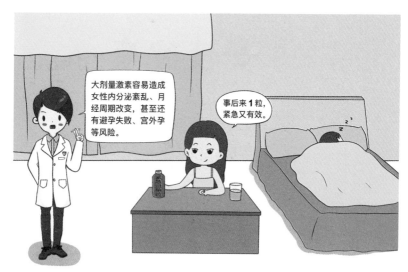

辟谣

紧急避孕药副作用大，不宜常用。

分析

　　紧急避孕是指在无防护性生活或避孕失败后的一段时间内，为防止妊娠而采用的补救措施。紧急避孕药的主要成分一般为大剂量孕激素，其所含的孕激素量相当于 8 天常规短效口服避孕药中孕激素的含量。大量服用孕激素易导致女性内分泌紊乱、月经周期改变。因此，紧急避孕药不能常用，更不能作为常规避孕方法。常规避孕药一般为短效避孕药，每天 1 粒。虽然每天口服略有不便，但副作用小。

37. 安全期同房是安全的避孕方式

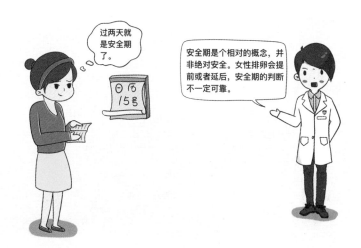

过两天就是安全期了。

安全期是个相对的概念，并非绝对安全。女性排卵会提前或者延后，安全期的判断不一定可靠。

> **辟谣**

安全期避孕"不安全"。

> **分析**

女性月经周期中，约有 6 天为受孕期，即排卵前 4 天至排卵后 2 天。从理论上说，除这 6 天外，都是"安全期"。不过，安全期并非绝对安全，因为女性排卵受情绪、环境、气候等多种因素影响，可能提前，也可能延后，要准确判定排卵日并不容易。安全期时同房最多只能减少受孕的概率，不能作为避孕的方法。尤其是月经不规律、无法判断排卵日期的女性，更不能盲目采用这种方法。实际上，安全期避孕法并不可靠，失败率高达 20%以上。

38. 想推迟月经，可以吃点避孕药

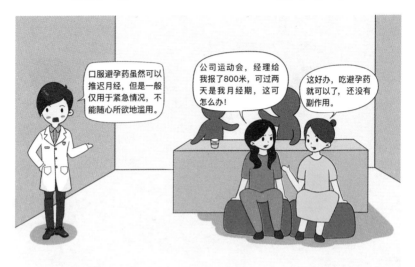

辟谣

通过口服避孕药推迟月经，只可偶尔为之。

分析

口服避孕药确实可以推迟月经，但必须在下次月经来潮前一周以上使用。口服避孕药是由雌激素和孕激素配制而成的复方制剂，服用避孕药推迟月经的原理是利用避孕药中的孕激素来弥补黄体萎缩造成的孕激素下降，保持体内孕激素稳定，延长黄体期时间，维持子宫内膜不发生脱落，月经不来潮。停药后，体内孕激素下降，月经来潮。虽然口服避孕药可以推迟月经，但一般仅用于紧急情况，不能随心所欲地滥用，以免导致月经周期紊乱。

39. 所有避孕药都不能长期吃

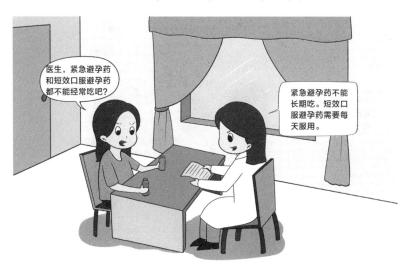

医生，紧急避孕药和短效口服避孕药都不能经常吃吧？

紧急避孕药不能长期吃。短效口服避孕药需要每天服用。

辟谣

短效口服避孕药需要每月周期性服用。

分析

与紧急避孕药不能长期服用不同，短效口服避孕药是雌孕激素含量均很低的复方制剂，需每月周期性服用，用于避孕或治疗某些妇科疾病。口服避孕药避孕有效率高，停药后第一个月就可以备孕，尤其适用于暂时无生育打算的育龄期女性。长期服用口服避孕药者，需每半年复查一次肝功能、乳腺超声、妇科超声等检查。

40. 选内裤，好看最重要，材质无所谓

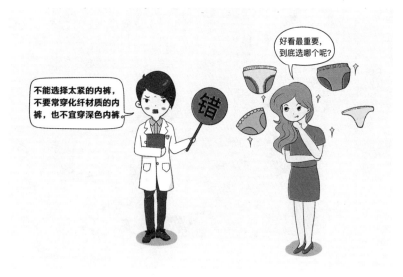

辟谣

女性挑选内裤，不能光看"颜值"。

分析

女性挑选内裤，应注意以下几点：首先，不要穿过紧的内裤，以免内裤与外阴、肛门、尿道口频繁摩擦，引发泌尿或生殖系统感染；其次，不要常穿化纤材质的内裤，因为化纤面料的透气性和吸湿性较差，会阴局部温暖、潮湿的环境有利于细菌繁殖，易引发泌尿生殖系统感染；第三，宜穿浅色内裤，因为深色内裤可能会掩盖女性泌尿和生殖系统病变的"信号"，如白带颜色变化、阴道流血等，延误治疗时机。

41. 经常用护理液冲洗阴道，清洁又健康

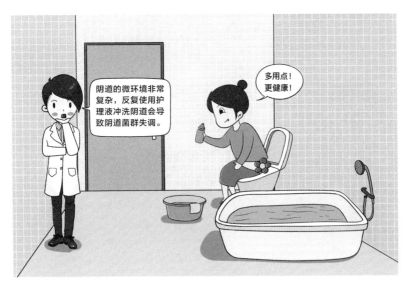

辟谣

阴道有自净作用，不需要冲洗。

分析

　　正常阴道内虽有多种细菌存在，但由于这些菌群之间形成生态平衡，并不致病。同时，阴道具有自净作用，阴道上皮在卵巢分泌的雌激素影响下增生变厚，增加对病原体侵入的抵抗力；阴道上皮细胞中含有丰富糖原，在乳杆菌作用下分解为乳酸，维持阴道正常的酸性环境，使适应于弱碱性环境中繁殖的病原菌受到抑制。反复使用护理液冲洗阴道，会破坏阴道的弱酸性环境，导致菌群失调，反而容易致病。出现阴道瘙痒等不适症状者，应及时去医院做检查，在医生指导下采取相应的治疗措施。

42. 月经期不能运动

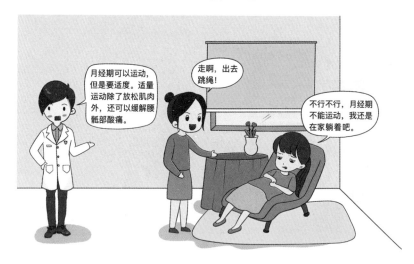

辟谣

女性在月经期可以适量运动。

分析

　　女性在月经期可以运动，但运动量要适度。适量运动不仅无害，反而有助于促进血液循环、缓解经期腰骶部酸胀不适。需要提醒的是，女性在月经期应避免同房，因为经期宫颈口相对扩张，此时同房不仅容易导致感染，诱发盆腔炎，还可能导致经血逆流，增加子宫内膜异位症的发生风险。

43. 痛经没关系，生了孩子就会好

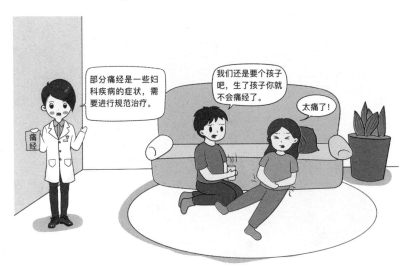

部分痛经是一些妇科疾病的症状，需要进行规范治疗。

我们还是要个孩子吧，生了孩子你就不会痛经了。

太痛了！

痛经

辟谣

痛经严重者应及时治疗，不能寄希望于生育后能缓解。

分析

痛经分为原发性和继发性两种。原发性痛经是指没有明确无器质性病变的痛经，占痛经的 90% 以上。继发性痛经是继发于某些妇科疾病的痛经，如子宫内膜异位症等。

虽然部分女性的痛经在生育后确实有所缓解，但并非所有痛经都能如此。痛经患者必须引起重视，必要时接受治疗。继发性痛经患者应针对原发病进行治疗；症状较轻的原发性痛经者，可以选择随访观察；较严重的原发性痛经，已影响正常工作和学习者，可在医生指导下适当服用止痛药物。

44. 孕期服药了，宝宝不能要

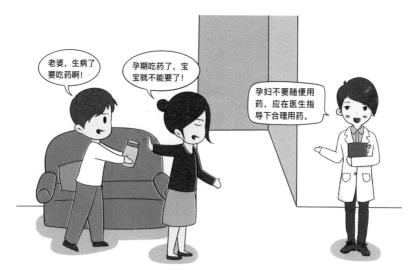

辟谣

孕妇服药后宝宝能不能要，视情况而定。

分析

　　孕期用药应在医生指导下进行。一般地说，在怀孕 1～2 周内服药，药物对胚胎的影响是"全或无"，即"要么没影响，要么导致流产"，一般不会导致胎儿畸形，准妈妈不必过度担心，也不必因此做人工流产。怀孕 3～8 周（即停经 5～10 周）为致畸敏感期，若必须用药，一定要在医生指导下谨慎使用；若有服药史，准妈妈可在孕 16～20 周进行产前诊断（如 B 超检查等），以了解胎儿生长发育情况，排除胎儿畸形可能。

45. 顺产太痛苦，还是剖宫产好

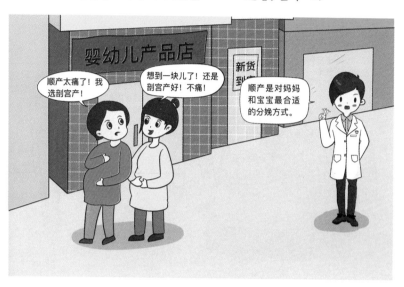

辟谣

顺产是对妈妈和宝宝最合适的分娩方式。

分析

　　顺产妈妈恢复快，产后可尽早进食、哺乳，并发症少；对宝宝而言，由于经过了产道的挤压，肺功能得到锻炼，皮肤和神经末梢得到刺激，身体各项功能的发育会比较好。剖宫产有严格的手术指征，存在一定风险，妈妈的恢复也相对较慢。很多准妈妈因为怕痛而拒绝顺产。实际上，顺产是分娩时痛，产后恢复快；剖宫产虽然分娩时不痛，但产后的宫缩痛并不会减少。因此，准妈妈不要因为惧怕疼痛而选择剖宫产，无指征的剖宫产反而会增加不必要的伤害。

46. "坐月子"不能洗头、洗澡，更不能开空调

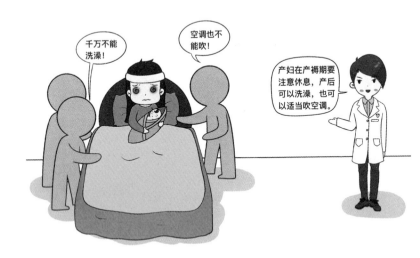

辟谣

产妇可以洗头、洗澡，也可以使用空调，但要注意避免受凉。

分析

"坐月子"是中国人的习惯，通常是指产妇分娩到身体复原的一段时期。老观念认为，产妇"坐月子"不能洗头、洗澡，也不能开空调。实际上，这些理念都是错误的。

产褥期女性身体各系统变化很大，出汗较多，阴道有恶露排出，尤其应注意个人清洁卫生。产妇可以洗澡，但应洗淋浴，避免盆浴，洗澡时应注意保暖，避免着凉感冒。产妇居住的房间应经常开窗通风，室内温度宜保持在25℃左右。夏天可以使用空调降温，但温度不宜调得过低，同时应避免冷风直吹。

47. 产后长期使用束腹带，可以帮助体形恢复

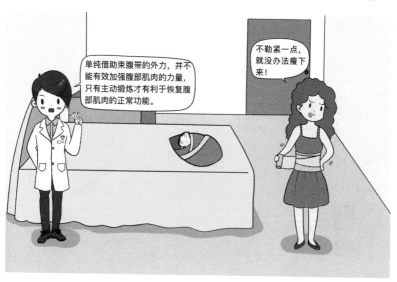

辟谣

产后可以使用束腹带，但不宜长期使用。

分析

产后是否需要使用束腹带，应视情况而定。剖宫产术后，产妇可适当使用束腹带，以减少伤口张力，缓解疼痛。很多女性认为，使用束腹带可以帮助产后"塑形"。实际上，单纯借助束腹带并不能有效加强腹肌的力量，更无法消除腹部脂肪，只有主动锻炼才有利于恢复腹肌的紧致。此外，若束腹带绑得过紧，不仅会增加腹腔和盆腔的压力，导致下腹不适、呼吸不畅，还会影响消化功能，甚至增加子宫脱垂、尿失禁的发生风险。想要尽快恢复体形，适当运动才是最佳选择。

48. HPV 阳性，离宫颈癌不远了

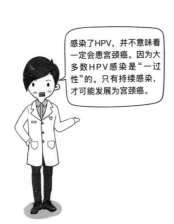
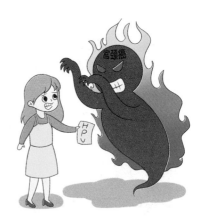

感染了HPV，并不意味着一定会患宫颈癌。因为大多数HPV感染是"一过性"的。只有持续感染，才可能发展为宫颈癌。

辟谣

HPV 阳性，并不意味着肯定会患宫颈癌。

分析

HPV（人乳头瘤病毒）在自然界普遍存在，目前发现有100多个型别。根据致病可能性，HPV 可分为低危型及高危型。宫颈癌的发生与高危型 HPV 感染密切相关。不过，感染了 HPV，并不意味着一定会患宫颈癌。因为大多数 HPV 的感染是"一过性"的，很少导致临床症状，也不引起明显病变，即使不治疗，HPV 也会被机体免疫系统消除，仅有约 10% ~ 15% 的女性存在 HPV 持续感染，最终可能发展为宫颈癌。

49. 接种过 HPV 疫苗，就不会患宫颈癌了

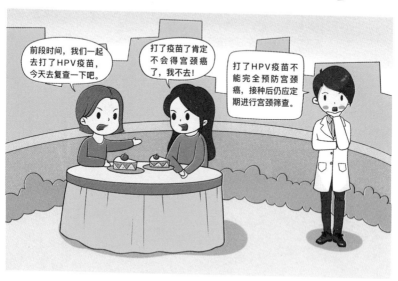

辟谣

接种 HPV 疫苗后，仍需定期进行宫颈癌筛查。

分析

　　HPV 疫苗现有 2 价、4 价和 9 价三种。2 价疫苗针对导致宫颈癌的主要亚型 HPV16 和 HPV18，理论上可以预防 70% 左右的宫颈癌。4 价疫苗覆盖 HPV16、HPV18、HPV6 和 HPV11 亚型。9 价疫苗增加了 5 种新的 HPV 病毒类型，包括 HPV31、HPV33、HPV45、HPV52 和 HPV58，可以覆盖更多的致癌 HPV 亚型。

　　HPV 疫苗并不能完全预防宫颈癌，接种后并非可以高枕无忧，仍需定期进行筛查。同时，HPV 疫苗对已经发生的感染是不具有治疗作用的。

50. 宫颈糜烂是严重的妇科病

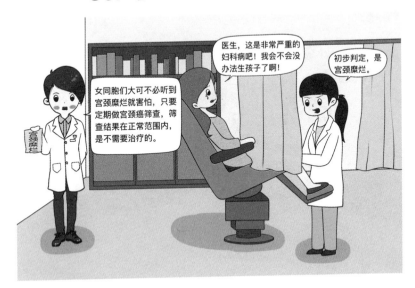

辟谣

"宫颈糜烂"并不是宫颈"烂"了，而是发生了宫颈柱状上皮异位。

分析

正常情况下，宫颈的柱状上皮细胞和鳞状上皮细胞处于动态平衡状态。在青春期或者妊娠期，雌激素水平升高，宫颈管内的柱状上皮向外生长，呈红色颗粒状，宫颈看似发生了"糜烂"；绝经以后，雌激素水平下降，柱状上皮退回宫颈管内，"宫颈糜烂"就消失了。从本质上来说，"宫颈糜烂"是宫颈柱状上皮异位。如果通过检查排除宫颈病变，宫颈糜烂一般不需要治疗。

51. "诊刮" 手术伤害大，能不做就不做

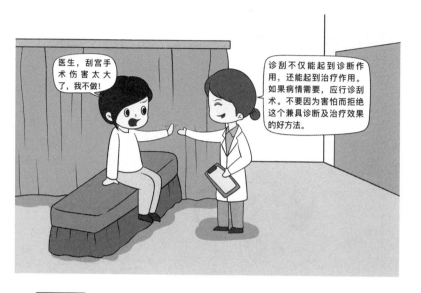

辟谣

"诊刮"手术创伤不大，不宜盲目拒绝。

分析

　　"诊刮"是"诊断性刮宫"的简称，属于妇产科常见小手术，通过刮取子宫内膜做病理检查，以明确诊断。"诊刮"手术分两种：一般诊刮和分段诊刮。一般诊刮适用于内分泌异常患者，主要了解子宫内膜变化及其对性激素的反应、有无排卵等；分段诊刮是指医生操作时先刮颈管再刮宫腔，将刮出物分别送病理检查，适用于诊断宫颈癌、子宫内膜癌及其他子宫恶性肿瘤，还可了解癌灶的范围。当子宫异常出血时，诊刮不仅能起诊断作用，还能起治疗作用，因为刮宫能止血。

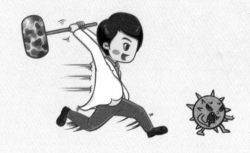

第四章

粉碎关于**肝脏**的谣言

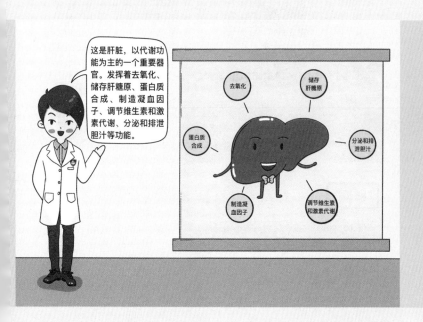

这是肝脏，以代谢功能为主的一个重要器官。发挥着去氧化、储存肝糖原、蛋白质合成、制造凝血因子、调节维生素和激素代谢、分泌和排泄胆汁等功能。

去氧化

储存肝糖原

蛋白质合成

分泌和排泄胆汁

制造凝血因子

调节维生素和激素代谢

52. 多吃动物肝脏可以"补肝"

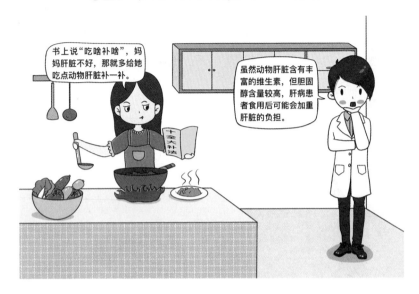

书上说"吃啥补啥",妈妈肝脏不好,那就多给她吃点动物肝脏补一补。

虽然动物肝脏含有丰富的维生素,但胆固醇含量较高,肝病患者食用后可能会加重肝脏的负担。

辟谣

"吃啥补啥"的说法并不正确。

分析

俗话说,吃啥补啥。这是许多人深信不疑的观点。肝功能有点问题,是不是也要多吃动物肝脏来补一下呢?其实,吃动物肝脏并不能达到补肝的效果。动物肝脏含有丰富的维生素 A、维生素 D、铁元素等,适当食用有助于补充维生素、改善贫血,但并不能改善肝功能。同时,动物肝脏也是各种重金属或者有毒物质的"聚集地",胆固醇含量也较高。因此,想通过吃动物肝脏来"补肝",并不靠谱。

53. 瘦人是不可能患脂肪肝的

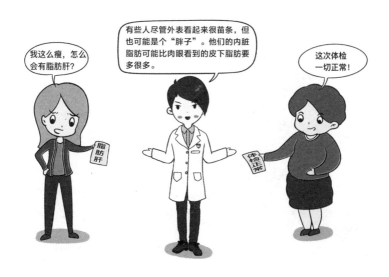

我这么瘦，怎么会有脂肪肝？

有些人尽管外表看起来很苗条，但也可能是个"胖子"。他们的内脏脂肪可能比肉眼看到的皮下脂肪要多很多。

这次体检一切正常！

辟谣

瘦人也会患脂肪肝。

分析

很多人觉得，只有肥胖的人才会患脂肪肝，其实不然。很多看起来很瘦的人也可能被诊断为脂肪肝。有些人尽管外表看起来很苗条，却可能是个"胖子"，因为他们的内脏脂肪比肉眼看得到的皮下脂肪要多很多。此外，部分营养不良者，如厌食、过度节食、患有慢性消化系统疾病者，因为体内蛋白质缺乏，极低密度脂蛋白合成减少，导致肝脏转运甘油三酯的功能发生障碍，造成脂肪在肝脏堆积，从而引起脂肪肝。

54. 脂肪肝是"富贵病"，没什么大碍

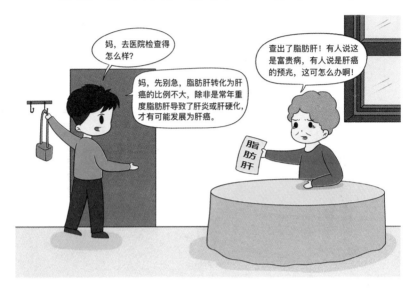

> 妈，去医院检查得怎么样？

> 妈，先别急，脂肪肝转化为肝癌的比例不大，除非是常年重度脂肪肝导致了肝炎或肝硬化，才有可能发展为肝癌。

> 查出了脂肪肝！有人说这是富贵病，有人说是肝癌的预兆，这可怎么办啊！

脂肪肝

辟谣

患了脂肪肝，虽然不用太惊慌，但也不可忽视。

分析

脂肪肝的危害不仅在于肝脏本身，还与2型糖尿病、代谢综合征及心脑血管事件密切相关。单纯性脂肪肝患者通过控制饮食、加强运动，可以减轻肝脏脂肪沉积；存在转氨酶异常的脂肪性肝炎及肝纤维化患者，需要在医生指导下服用保肝药物。科学饮食、适量运动、保持能量"收支平衡"，是防治脂肪肝的有效方法。

55. 肝功能异常，就是患了乙肝

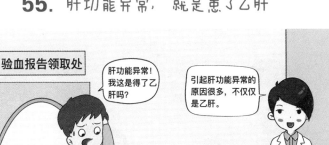

辟谣

导致肝功能异常的原因很多，并非都是乙肝导致。

分析

肝功能检查可以反映肝脏是否有损伤及损伤的程度。营养不良、肿瘤、肾病、大面积烧伤、急性失血患者等，可出现白蛋白降低；胆红素是反映肝脏排泄功能的指标，胆道梗阻、溶血性疾病等可引起胆红素升高；丙氨酸转氨酶（ALT）、门冬氨酸转氨酶（AST）、碱性磷酸酶（ALP）、谷氨酰转肽酶（GGT）是反映肝细胞受损程度的指标，病毒性肝炎、脂肪性肝炎，以及药物、毒物、酒精等引起肝细胞损伤时，这些指标会升高。由此可见，导致肝功能异常的原因很多，不仅仅是乙肝。

56. 乙肝治不好，不如不治

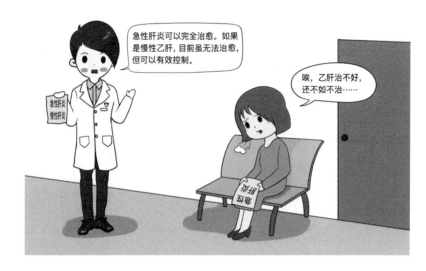

辟谣

乙肝治不治，结果大不同。

分析

大部分急性乙肝患者预后良好，少部分患者（5%～10%）可转为慢性乙肝。慢性乙肝目前尚无法治愈，但可以被良好控制。患者只要在医生指导下接受规范的抗病毒治疗，可以有效控制病毒复制，延缓肝硬化的发生，降低发生肝癌的风险。反之，乙肝患者若不治疗，任由病情发展，肝硬化、肝癌就可能会提前到来。

57. 患了肝炎，一定要吃保肝药

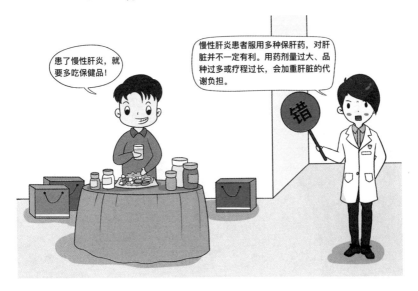

患了慢性肝炎，就要多吃保健品！

慢性肝炎患者服用多种保肝药，对肝脏并不一定有利。用药剂量过大、品种过多或疗程过长，会加重肝脏的代谢负担。

错

辟谣

大多数肝病患者不需要服用保肝药。

分析

　　肝功能异常的肝炎患者可以在医生指导下接受保肝治疗。若存在乙肝病毒复制，更需要进行的是抗病毒治疗。有些慢性肝炎患者为了"保肝"，同时服用多种保肝药。殊不知，这么做对肝脏不一定有利，反而可能加重肝脏的代谢负担。保肝药的服用应遵医嘱，切勿滥用，以免保肝不成反伤肝。

58. 肝囊肿都是良性的，不需要处理

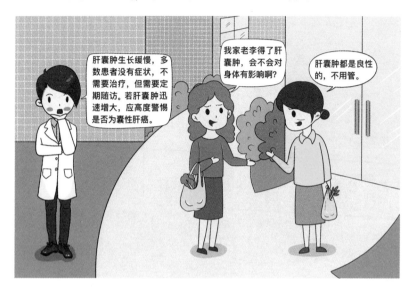

辟谣

肝囊肿大多为良性病变，但要留意伪装成肝囊肿的肝癌。

分析

肝囊肿很常见，在健康体检中，肝囊肿的检出率为 1% ～ 2%。肝囊肿生长缓慢，多数患者没有症状，不需要治疗，但需要定期随访。少数体积较大（直径超过 10 厘米）的肝囊肿容易引起压迫症状，应积极治疗。虽然绝大多数肝囊肿是良性的，不会发生癌变，但若肝囊肿迅速增大，应高度警惕是否为囊性肝癌，患者须进行甲胎蛋白（AFP）等检查，以帮助判断。

59. 脸色发黄，说明患了肝炎

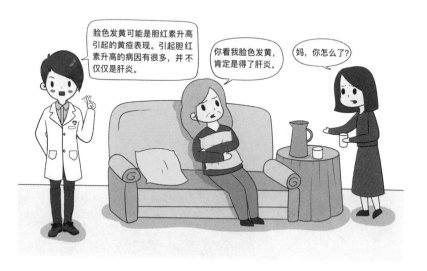

辟谣

导致脸色发黄的原因很多，不一定是肝炎导致。

分析

黄疸并非肝病专利。胆红素是肝功能的重要指标之一。当发生肝炎、胆道疾病、溶血性疾病时，血清胆红素可升高，使人的皮肤、巩膜黄染，医学上称为"黄疸"。脸色发黄，除了可能是胆红素升高引起的"黄疸"外，还可能是其他原因导致，如进食过多胡萝卜素而导致的"假性黄疸"等。因此，如果发现皮肤、巩膜发黄，患者应及时就医，查明病因。

60. 与乙肝患者接触，会被传染

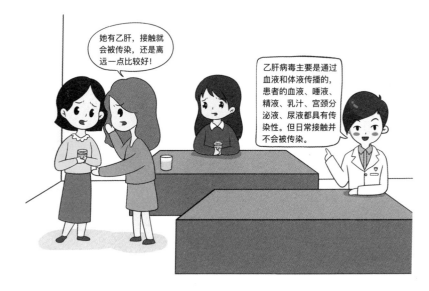

她有乙肝，接触就会被传染，还是离远一点比较好！

乙肝病毒主要是通过血液和体液传播的，患者的血液、唾液、精液、乳汁、宫颈分泌液、尿液都具有传染性。但日常接触并不会被传染。

辟谣

与乙肝患者的日常接触，如一起工作、握手等，并不会被传染。

分析

乙肝病毒主要通过血液和体液传播，乙肝患者的血液、唾液、精液、乳汁等可能具有传染性，故不宜与乙肝患者共用牙刷、剃须刀等物品。日常接触（如一起工作、握手等）并不会导致乙肝病毒传播，不必过分担心。若夫妻有一方为乙肝患者或乙肝病毒携带者，另一方若乙肝表面抗体为阴性，应注射乙肝疫苗。

61. 乙肝"小三阳"比"大三阳"的病情轻一些

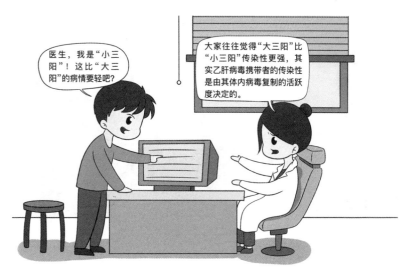

医生，我是"小三阳"！这比"大三阳"的病情要轻吧？

大家往往觉得"大三阳"比"小三阳"传染性更强，其实乙肝病毒携带者的传染性是由其体内病毒复制的活跃度决定的。

辟谣

部分乙肝"小三阳"患者的病情并不轻。

分析

在很多人的印象中，乙肝"大三阳"比"小三阳"传染性强，病情更严重。一般地说，乙肝"大三阳"患者体内病毒复制活跃，传染性较强；乙肝"小三阳"患者体内病毒复制受到抑制，传染性相对较弱。不过，若乙肝"小三阳"患者反复出现肝功能异常，血清转氨酶波动，说明病情有加重趋势，并不比肝功能正常的乙肝"大三阳"患者的病情来得轻。无论是乙肝"大三阳"还是"小三阳"患者，定期复查肝功能和乙肝病毒 DNA 都是非常重要的。

62. 乙肝会遗传，女性乙肝患者不能生育

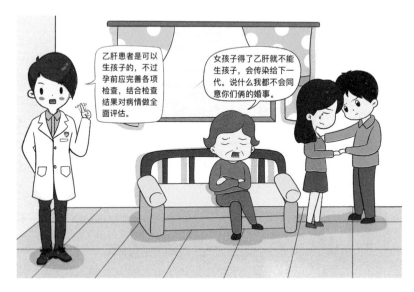

辟谣

只要病情控制良好，女性乙肝患者完全可以生育健康宝宝。

分析

虽然乙肝病毒存在母婴传播的风险，但乙肝患者只要将病情控制好，是可以结婚、生育的。患者在孕前应完善各项检查，如肝功能、乙肝病毒定量、肝脏超声等，由医生根据检查结果对病情进行全面评估。乙肝病毒复制活跃、肝功能明显异常的患者暂不宜生育，待病情稳定后再考虑生育。病情稳定、经评估可以考虑生育的患者，孕期应积极随访肝功能、乙肝病毒定量等指标，必要时接受相关治疗。此外，孩子出生24小时内需注射乙肝免疫球蛋白和乙肝疫苗，以有效阻断乙肝病毒的母婴传播。

63. 成年人不需要接种乙肝疫苗

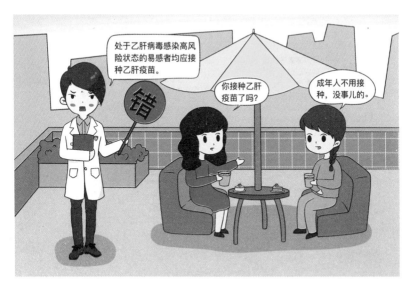

辟谣

部分成年人需要接种乙肝疫苗。

分析

成人在接种乙肝疫苗之前，应检查血清"乙肝五项"指标，根据检测结果确定是否需要接种乙肝疫苗。如果乙肝病毒表面抗原（HBsAg）定性检测呈阳性，提示已经感染了乙肝病毒，接种乙肝疫苗无效。如果乙肝病毒表面抗体（HBsAb）定性检测呈阳性，说明对乙肝病毒有免疫力，一般不需要接种乙肝疫苗。若HBsAb定性检测呈阴性，说明对乙肝病毒易感，应接种乙肝疫苗，尤其是易感者，包括医务人员、肝炎患者和乙肝病毒携带者的配偶、保育人员、运动员等。

64. 肝癌是种遗传病

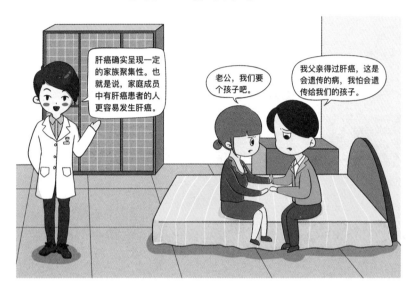

辟谣

目前尚无确切证据支持肝癌会遗传的说法。

分析

虽然肝癌不是一种遗传病，但肝癌确实呈现一定的家族聚集性。也就是说，家庭成员中有肝癌患者的人更容易发生肝癌。一般认为，这种现象和乙肝病毒感染，特别是乙肝病毒的母婴传播（母亲传染给孩子）有关。有肝癌家族史者应定期进行甲胎蛋白和肝脏超声检查，一般每年2次，以便早期发现肝癌。

65. 肝癌都是乙肝演变而来的

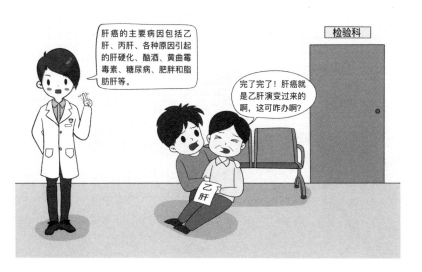

辟谣

乙肝是导致肝癌的主要原因，但并非唯一原因。

分析

肝癌的主要致病因素包括乙肝、丙肝、各种原因引起的肝硬化、酗酒、黄曲霉毒素、脂肪肝等。肝炎病毒是目前引起肝癌的主要原因，主要包括乙肝病毒和丙肝病毒。研究显示，我国90%以上的肝癌患者有病毒性肝炎病史。当然，这并不代表所有肝癌都是乙肝演变而来，也不是所有乙肝都会进展为肝癌。随着我国乙肝疫苗接种率的不断提升，青少年乙肝的发病率已显著下降，预计未来我国乙肝相关肝癌的发病率也会明显降低。

66. 甲胎蛋白升高，说明患了肝癌

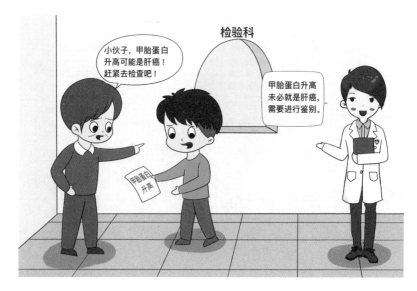

辟谣

导致甲胎蛋白升高的原因很多，不等于患了肝癌。

分析

甲胎蛋白在成年人血清中的含量很低，一般小于20微克/升。当肝细胞发生癌变时，癌变的肿瘤细胞能够重新分泌甲胎蛋白，约70%的肝细胞癌患者存在血清甲胎蛋白升高。不过，甲胎蛋白升高并不等于患了肝癌。因为除肝癌外，妊娠、生殖腺胚胎瘤、活动性肝病等情况，也会引起甲胎蛋白升高，需要进行鉴别。甲胎蛋白升高者应及时去医院就诊，在医生指导下做进一步检查，以明确诊断。

67. 肝区疼痛是肝癌的预兆

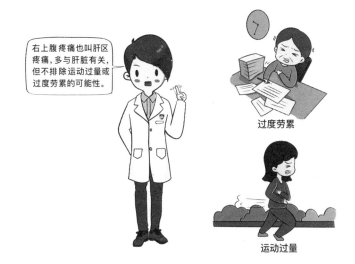

右上腹疼痛也叫肝区疼痛，多与肝脏有关，但不排除运动过量或过度劳累的可能性。

过度劳累

运动过量

辟谣

导致肝区疼痛的原因很多，不一定是肝癌的预兆。

分析

肝区疼痛一般位于右肋部或剑突下，多为持续性隐痛、钝痛或刺痛。50% 以上的中晚期肝癌患者以肝区疼痛为主要症状，因肿瘤迅速增大，压迫或侵犯肝脏包膜而引起疼痛。大多数早期肝癌或位于肝脏实质内的中晚期肝癌可无明显不适症状。除肝癌外，肝区疼痛也可能是其他肝病、胆囊疾病或过度劳累所致。右上腹疼痛患者需要去医院完善相关检查，以便明确病因。

68. 肝脏会再生，手术切除多少都没关系

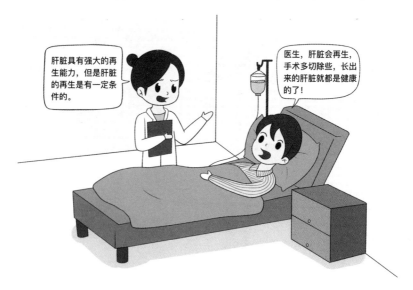

肝脏具有强大的再生能力，但是肝脏的再生是有一定条件的。

医生，肝脏会再生，手术多切除些，长出来的肝脏就都是健康的了！

辟谣

肝脏虽有强大的再生能力，但可切除的范围是有限的。

分析

肝脏具有强大的再生能力，被切除2/3以后，肝功能可在2周左右恢复，肝脏的体积和重量也能逐步恢复到与术前相仿的程度。不过，肝脏的再生是有一定条件的，影响肝脏再生的因素包括肝脏的供血、营养、患者年龄、药物等。由于大多数肝癌患者都有肝硬化，故手术切除的范围是有限的，既要根治疾病，也要最大限度保护患者的肝功能。

69. 手术是治疗肝癌的唯一有效方法

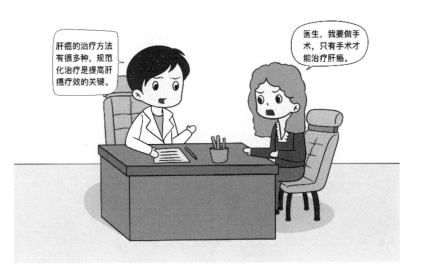

辟谣

肝癌的治疗方法很多，并非只有手术一种。

分析

肝癌的治疗方法很多，包括手术、介入治疗、放疗、化疗等。通常，医生会综合考虑患者的身体状况、肝功能、肿瘤情况等，选择最适合的治疗方案。病灶局限，未发现肝内或远处转移的患者，首选可获得根治性疗效的方法，如手术切除、局部消融治疗等；病灶局限在肝脏内，但预计手术不能彻底切除者，可考虑进行肝动脉栓塞化疗；肝癌病灶局限，但肝硬化严重，可考虑接受肝移植治疗。其他治疗方法，如放疗、靶向治疗、化疗等，也可根据病情适当应用。

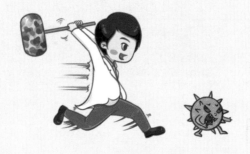

第五章

粉碎关于 **胃 肠** 的谣言

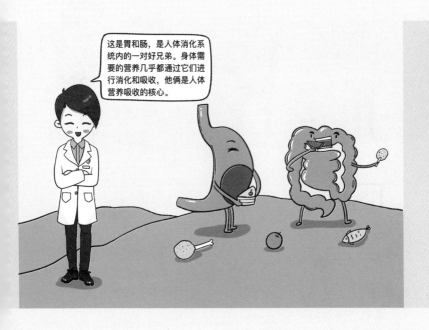

这是胃和肠，是人体消化系统内的一对好兄弟。身体需要的营养几乎都通过它们进行消化和吸收，他俩是人体营养吸收的核心。

70. 胃不好的人最好长期喝粥，可以养胃

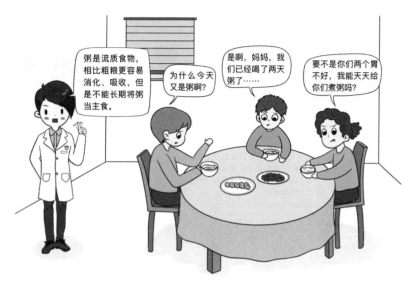

辟谣

虽然粥容易消化，但不宜长期将粥作为主食。

分析

对脾胃功能相对较弱的老人和孩子、术后患者，以及胃动力不足的人而言，喝粥能减轻胃肠负担，有一定益处。但要注意，粥不能长期吃，以免使胃肠蠕动能力减弱。有反酸、烧心等症状，以及罹患胃溃疡、反流性食管炎、胃下垂者，喝粥容易加重反酸症状。因此，只有适当喝粥才能养胃。

71. 胃痛，去药房买点药吃就行

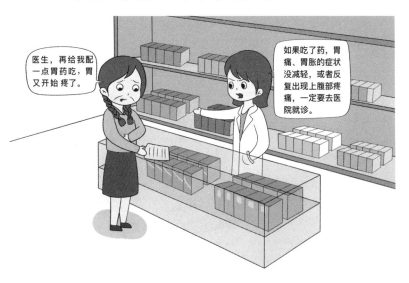

> 医生，再给我配一点胃药吃，胃又开始疼了。

> 如果吃了药，胃痛、胃胀的症状没减轻，或者反复出现上腹部疼痛，一定要去医院就诊。

辟谣

胃痛者不宜盲目服用胃药，以免贻误病情。

分析

当感到胃不舒服的时候，不少人会去药店买点胃药服用。有些患者在服药后，胃痛确实缓解了。不过，若反复出现上腹部疼痛，患者一定要去医院做相关检查，不能长期盲目服用胃药，以免延误病情。此外，胃痛也可能是其他疾病导致，如心肌梗死、阑尾炎、胰腺炎等。若出现不能缓解的持续胃痛，患者一定要及时就医。

72. 感染了幽门螺杆菌，一定要根除

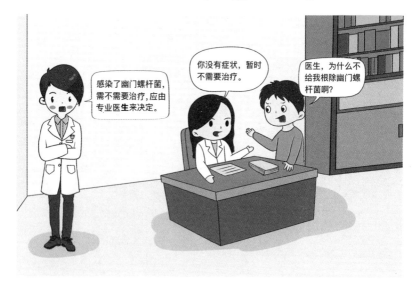

辟谣

并非所有幽门螺杆菌感染者都需要接受"杀菌"治疗。

分析

幽门螺杆菌感染者是否需要治疗，应由专业医生评估后决定。通常，没有症状的感染者不一定需要治疗。消化性溃疡患者，曾发生过消化道出血、穿孔或接受过胃部手术的患者，胃黏膜相关淋巴瘤患者，萎缩性胃炎患者，一级亲属（父母、兄弟姐妹）中有胃癌患者的感染者，需要根除幽门螺杆菌。

73. 慢性萎缩性胃炎一定会发展为胃癌

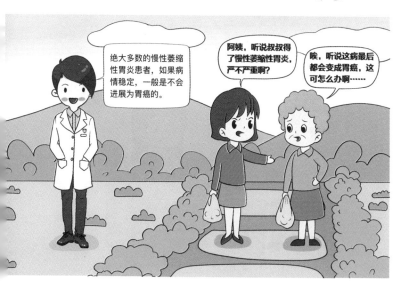

绝大多数的慢性萎缩性胃炎患者，如果病情稳定，一般是不会进展为胃癌的。

阿姨，听说叔叔得了慢性萎缩性胃炎，严不严重啊？

唉，听说这病最后都会变成胃癌，这可怎么办啊……

辟谣

大多数慢性萎缩性胃炎不会进展为胃癌。

分析

虽然慢性萎缩性胃炎被认为是胃癌的癌前病变，但并非所有慢性萎缩性胃炎都会进展为胃癌。慢性萎缩性胃炎的进展和演变受多种因素影响，反复或持续的幽门螺杆菌感染，吸烟，长期饮酒，经常食用霉变、腌制、熏烤和油炸食物，盐摄入过量，以及有胃癌家族史等，可增加慢性萎缩性胃炎的癌变风险。慢性萎缩性胃炎患者应定期复查胃镜，以便早期发现癌变迹象，尽早干预。一般地说，伴肠化生、中重度不典型增生者，发生胃癌的风险增加，需要加强随访和治疗。

74. 拉肚子，吃点消炎药就会好

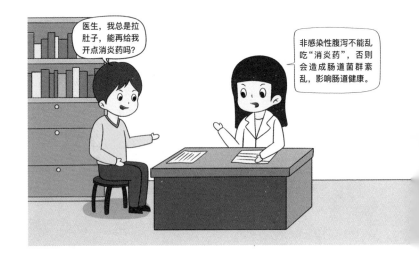

医生，我总是拉肚子，能再给我开点消炎药吗？

非感染性腹泻不能乱吃"消炎药"，否则会造成肠道菌群紊乱，影响肠道健康。

辟谣

腹泻患者不能盲目使用抗菌药。

分析

腹泻，俗称"拉肚子"，指排便次数较平时增加伴粪便性状改变，如变为糊状或水样，甚至带有黏液、脓液和血。腹泻的病因较为复杂，大致可分为感染性腹泻和非感染性腹泻两大类。抗菌药仅对细菌性腹泻有效，对其他类型的腹泻均无效。人体肠道中存在大量益生菌，滥用抗菌药会导致肠道菌群紊乱，反而可能加重腹泻。

75. 长期便秘，吃点泻药就行

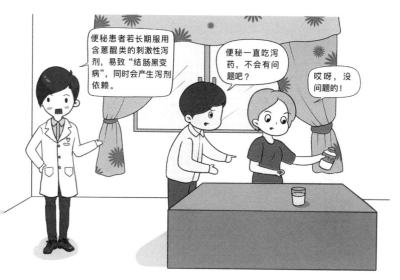

便秘患者若长期服用含蒽醌类的刺激性泻剂，易致"结肠黑变病"，同时会产生泻剂依赖。

便秘一直吃泻药，不会有问题吧？

哎呀，没问题的！

辟谣

泻药只能"应急"，不能长期服用。

分析

很多人发生便秘时，首先想到的就是吃泻药。偶尔便秘者，吃点泻药无妨；长期便秘者，则应在排除肠道器质性病变的基础上，在医生指导下进行治疗，服用的泻药也应"精挑细选"，避免因长期服用含蒽醌类的刺激性泻剂而导致"结肠黑变病"或对泻药产生依赖，加重便秘。除用药外，建立健康的生活方式也有助于缓解便秘，包括调整饮食结构、多吃富含纤维素的蔬果、多饮水、适当参加体育锻炼、每日定时如厕等。

76. 大便带血，一定是痔疮出血

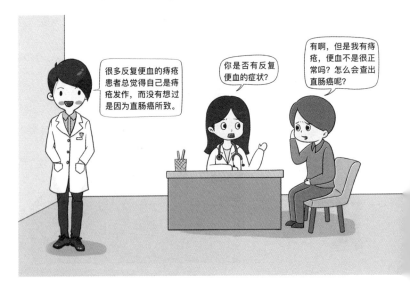

辟谣

大便带血，不一定是痔疮出血。

分析

大便带血往往提示多种肛肠疾病，包括痔疮、肛裂、肠息肉、结肠炎、肠癌等。很多反复便血的患者总以为自己大便带血是痔疮出血，从没想过可能是结直肠癌导致。等到出现腹痛、肠梗阻等症状时，病情往往已经处于中晚期。由于痔疮与结直肠癌都可表现为大便带血，容易混淆；当两种疾病并存时，则更容易局限于痔疮的治疗，而延误结直肠癌的诊断。因此，大便带血者应去医院就诊，进行相关检查，不要因自己的忽视而耽误病情。

77. 胶囊内镜安全又方便，可以替代传统内镜检查

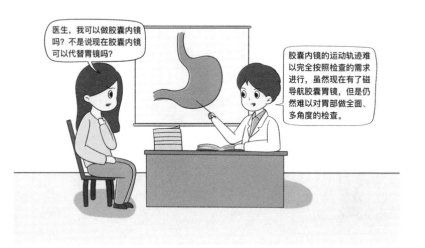

辟谣

胶囊内镜有利有弊，不能取代传统内镜检查。

分析

胶囊内镜是通过口服有内置摄像与信号传输装置的智能胶囊，借助消化道自身的蠕动，在消化道内运动并拍摄图像，并通过体外的影像工作站了解整个消化道情况的一种检查方法。胶囊内镜不仅能检查胃，还能检查肠道。但是，胶囊内镜的运动轨迹难以完全按照检查的需求进行，其拍摄是随机的，视野也不够开阔，较难观察较大、较远的病灶，以及扩张的肠壁等，也不能做活检和治疗，有肠梗阻病史或肠梗阻高危因素的患者进行胶囊内镜检查有一定风险。

78. 吃得咸与胃癌没关系

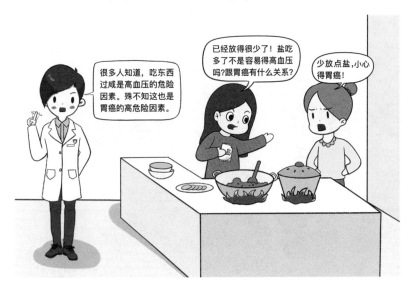

辟谣

吃得咸不仅容易导致高血压，还是导致胃癌的危险因素。

分析

很多人知道，吃得过咸容易导致高血压，却不知道这也是导致胃癌的高危因素。尽管食盐本身并非致癌物，但是高盐食物进入胃内后，胃内渗透压增高，可直接导致胃黏膜损害。同时，高盐食物还可抑制前列腺素 E 的合成，使得胃黏膜抵抗力下降，容易发生炎症或溃疡。我国很多地区居民喜欢吃腌制食品（腊鱼、腊肉等），这些食物不仅高盐，还含有大量亚硝酸盐，进入胃内后可形成具有致癌作用的亚硝胺。

79. 腹痛、腹泻，不可能是感冒

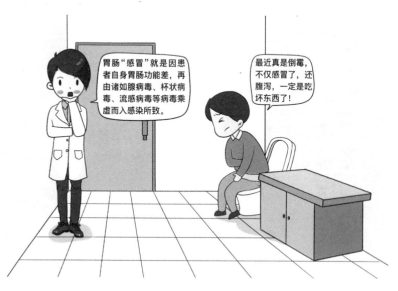

> 胃肠"感冒"就是因患者自身胃肠功能差，再由诸如腺病毒、杯状病毒、流感病毒等病毒乘虚而入感染所致。

> 最近真是倒霉，不仅感冒了，还腹泻，一定是吃坏东西了！

辟谣

腹痛、腹泻，可能是患了胃肠型感冒。

分析

提起"感冒"，人们马上会想到发热、头痛、咳嗽、流涕、全身不适等症状。而食欲差、呕吐、恶心、腹痛、水样泻等症状，却很难让人联想到感冒。殊不知，这些症状可能预示着胃肠"感冒"了。胃肠型感冒一般由腺病毒、杯状病毒、流感病毒等感染所致。若无胃肠病史，发病前无引起胃肠病的诱因（如食用不洁食物等），突然出现胃肠道症状，按胃肠病治疗不见效，且有感冒的诱发因素，应警惕胃肠型感冒可能。

80. 做无痛内镜没有痛苦，比做普通内镜好

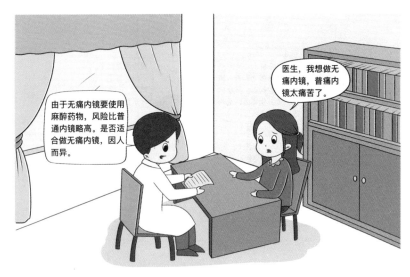

辟谣

无痛内镜虽"舒适"，但有一定风险。

分析

无痛内镜是指在做胃肠镜诊疗前，麻醉医师将以丙泊酚为主的麻醉药通过静脉注入检查者体内，使其进入深睡眠状态；当胃肠镜检查结束、停用麻醉药数分钟后，麻醉作用消失，检查者随即清醒。由于做无痛内镜需要麻醉，其风险比普通内镜检查略高，如对呼吸的抑制作用、对血压的影响等。因此，无痛内镜并非人人适宜。若可以耐受检查时的些许不适，做普通内镜也是很好的选择。

81. 发现胃肠道息肉，一定要摘除

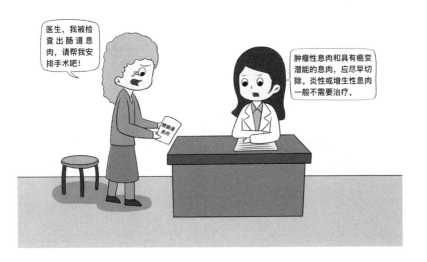

医生，我被检查出肠道息肉，请帮我安排手术吧！

肿瘤性息肉和具有癌变潜能的息肉，应尽早切除。炎性或增生性息肉一般不需要治疗。

辟谣

胃肠道息肉是否需要摘除，视情况而定。

分析

胃肠道息肉是指胃肠道黏膜上的一种赘生物。胃肠道息肉可分为 4 类，即腺瘤性、错构瘤性、炎性和增生性。并非所有类型的息肉都有癌变可能，也并非所有息肉都需要立即切除。炎性息肉与肠道的炎症反应有关，生长十分缓慢，基本不会癌变，一般不需要处理。腺瘤性息肉有一定的癌变概率，应及时处理。当然，是否癌变不是判断息肉是否需要切除的唯一标准，若炎性或增生性息肉导致消化道出血、肠梗阻、腹泻等症状时，也可考虑切除。

82. 淡水鱼有寄生虫，若要生吃，海鱼比较安全

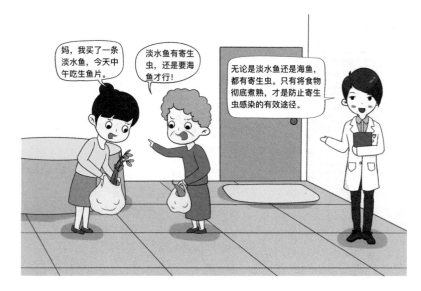

> 妈，我买了一条淡水鱼，今天中午吃生鱼片。

> 淡水鱼有寄生虫，还是要海鱼才行！

> 无论是淡水鱼还是海鱼，都有寄生虫。只有将食物彻底煮熟，才是防止寄生虫感染的有效途径。

辟谣

无论是淡水鱼还是海鱼，都有寄生虫，均不宜生吃。

分析

淡水鱼是肝吸虫的主要中间宿主，三文鱼、大马哈鱼、金枪鱼、海鲈鱼、鳕鱼、带鱼、海鳗、石斑鱼、鲱鱼、真鲷等海鱼，以及不属于鱼类的乌贼，是异尖线虫的宿主之一。需要提醒的是，无论是芥末、醋、生姜，还是其他调料，都很难杀死寄生虫。只有将食物彻底煮熟，才是防止寄生虫感染的有效方法。

83. 肠胃不好，应该多吃五谷杂粮

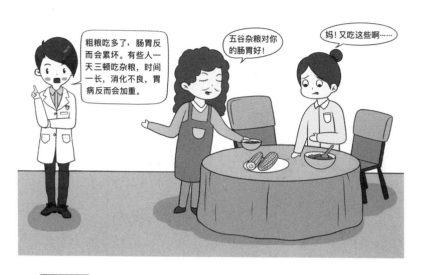

辟谣

肠胃虚弱者，吃粗粮应适量。

分析

对肠胃不好的人而言，粗粮吃多了，反而会"累坏"肠胃。所谓五谷杂粮，即"粗粮"，是指未经过精细加工，保留了胚乳、胚芽、谷皮和糊粉层的谷物，如玉米、高粱、燕麦、荞麦、麦麸等。五谷杂粮是高纤维食物，有助于促进肠道健康。不过，粗粮较难消化，胃肠功能较弱者不宜多吃，以免加重肠胃负担，引起消化不良。

84. 经常反酸，多喝点苏打水就行了

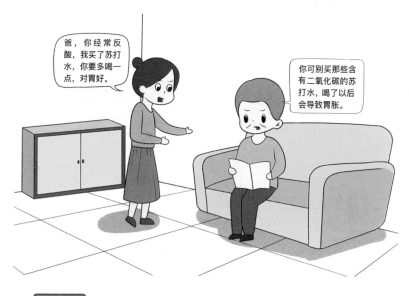

爸，你经常反酸，我买了苏打水，你要多喝一点，对胃好。

你可别买那些含有二氧化碳的苏打水，喝了以后会导致胃胀。

辟谣

不宜用喝苏打水的方法缓解反酸症状。

分析

苏打水的主要配料是水和二氧化碳。为了调节口感，部分苏打水中还加入了碳酸氢钠。此外，还有一种只含碳酸氢钠、不含二氧化碳的苏打水。一般地说，饮用只含碳酸氢钠的苏打水，可以暂时缓解反酸症状。而饮用含有较多二氧化碳的苏打水，反而会引起胃胀不适。国外有一项纳入了5万人的研究，观察了苏打水和胃食管反流病之间的关系，结果表明，摄入较多苏打水的人更容易发生胃食管反流。也就是说，通过饮用苏打水来缓解反酸症状，可能适得其反。

85. "洗肠"能排毒、减肥、养生

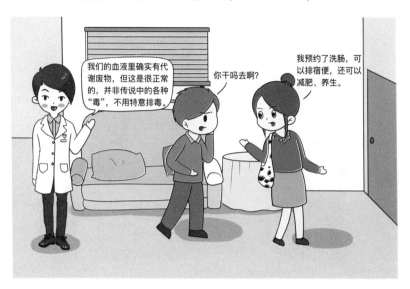

辟谣

洗肠并没有所谓的美容、排毒、减肥等功效。

分析

人体血液中确实有代谢废物，但这是很正常的，并非传说中的各种"毒"，不用特意"排"。洗肠并没有所谓的美容、排毒、减肥等功效，一般用于长期便秘患者和肠镜检查前。经常洗肠不仅容易导致肠道菌群紊乱，使用不当还会造成肠穿孔等严重后果。对于便秘患者而言，经常"洗肠"还容易产生依赖性，加重便秘。

86. 呼气试验 DPM 值越高，说明体内幽门螺杆菌越多

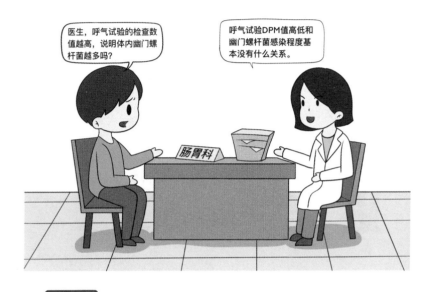

辟谣

DPM 值主要用于判断有无幽门螺杆菌感染，其数值高低与感染程度没有直接关系。

分析

幽门螺杆菌常见的检查方法为碳-13 或碳-14 呼气试验，即人们俗称的"吹气"。碳-13 呼气试验以 DOB 值表示，4 以内为正常；碳-14 以 DPM 值表示，100 以内为正常。呼气试验 DPM 值的高低与幽门螺杆菌感染程度没有直接关系。只有对同位素剂量、胃排空时间、幽门螺杆菌尿素酶活性、气体收集时间，以及监测仪器的敏感性等进行严格控制的情况下，DPM 值才能反映体内幽门螺杆菌的感染密度。

87. 癌胚抗原（CEA）升高，说明患了肠癌

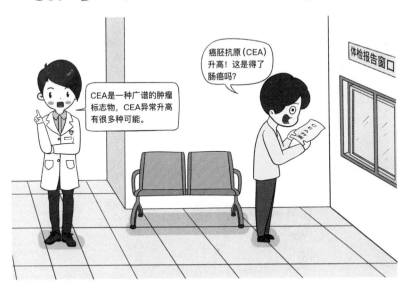

辟谣

癌胚抗原（CEA）异常升高的原因很多，不一定是患了肠癌。

分析

血清 CEA 是一种广谱的肿瘤标志物，结肠癌、胃癌、胰腺癌、肺癌、乳腺癌等肿瘤患者都可能出现血清 CEA 升高。此外，罹患酒精性肝炎、溃疡性结肠炎、结肠息肉、胆结石、胰腺炎等消化系统疾病者，甚至是长期吸烟者，血清 CEA 也可能升高。发现血清 CEA 升高者，应及时去医院就诊，接受进一步检查，如胃肠镜、腹部 CT 等，以便明确诊断。

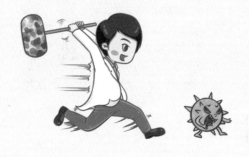

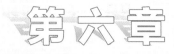

第六章
粉碎关于**儿童健康**的谣言

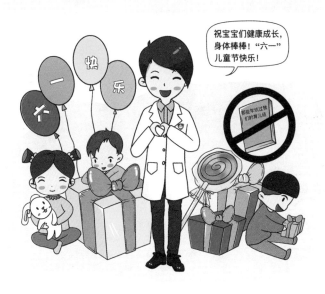

88. 服用"聪明药",可以让孩子变聪明

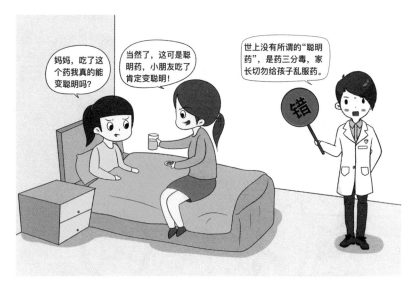

> 妈妈,吃了这个药我真的能变聪明吗?

> 当然了,这可是聪明药,小朋友吃了肯定变聪明!

> 世上没有所谓的"聪明药",是药三分毒,家长切勿给孩子乱服药。

辟谣

世上没有所谓的"聪明药"。

分析

被误传为"聪明药"的药物,是已经上市多年、用于治疗"注意缺陷多动障碍"的哌甲酯。这是一种中枢神经系统兴奋剂,经过正规的药物治疗,多动症患儿确实会变"更聪明",注意力集中了,做作业的效率提高了,不再兴奋、多动了,情绪能够控制了,心情愉快了。不过,这完全是针对多动症患儿的治疗,并不能提高智力。

89. 基因检测可以用来检测孩子的天赋

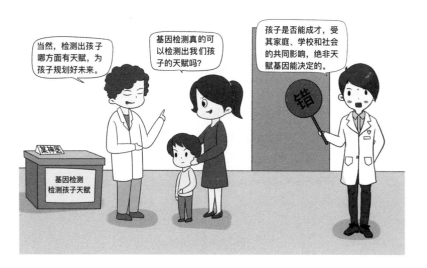

辟谣

检测"天赋基因",不靠谱。

分析

目前,基因检测在某些遗传病的诊断、恶性肿瘤突变基因的检测等方面得到了广泛应用。所谓天赋基因检测,只是检测某些与儿童发育行为相关的位点。而所谓的"天赋基因位点",大多只是"噱头",只是对某些基因相关性初步研究结果的放大。如果家长根据"天赋基因"检测结果来培养孩子,不仅缺乏科学依据,还会限制孩子其他方面能力的发展。孩子的成长受后天环境的影响非常明显,无法以"天赋基因"来定论。

90. 晚说话的小孩更聪明

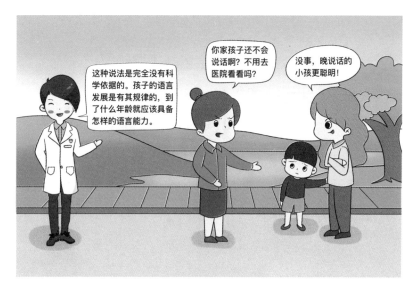

辟谣

孩子说话晚，家长切勿盲目乐观，以免错失干预时机。

分析

　　这种说法是完全没有科学依据的。孩子的语言发展有其规律，到什么年龄就应该具备怎样的语言能力。对于孩子而言，语言发育不仅仅代表语言表达能力，还反映了孩子的思维能力和智力发育水平。如果孩子语言发育迟缓，家长要及时带孩子去医院就诊，明确孩子语言发育迟缓的原因，注意排查有无听力障碍。一旦发现问题，可以让孩子尽快接受专业的指导和训练，使其尽快赶上同龄孩子的水平。

91. 孩子怕黑，晚上睡觉开盏小夜灯

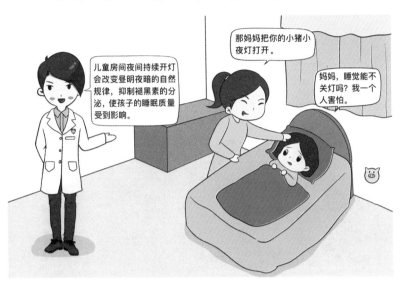

儿童房间夜间持续开灯会改变昼明夜暗的自然规律，抑制褪黑素的分泌，使孩子的睡眠质量受到影响。

那妈妈把你的小猪小夜灯打开。

妈妈，睡觉能不关灯吗？我一个人害怕。

辟谣

为了孩子的健康成长，尽量不要开夜灯睡觉。

分析

　　夜间开灯睡觉，会改变昼明夜暗的自然规律，抑制孩子体内褪黑素的分泌，影响孩子的睡眠质量。没有充足、高质量的睡眠，生长激素的分泌也受影响，孩子有可能因此长不高。不仅如此，开灯睡觉还可能对孩子的视力和神经系统造成损伤，造成近视、远视或散光等问题。因此，孩子晚上睡觉时，最好不要开小夜灯；如果孩子怕黑，家长可在孩子睡着后悄悄将灯关闭。

92. 小朋友个子不高不要紧，18岁前都能长

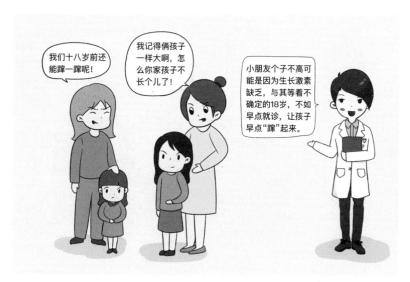

辟谣

孩子明显比同龄孩子矮，家长应提高警惕。

分析

过去，生活条件差，营养状况不佳，部分孩子发育较晚，男孩子可能到十七八岁还能长个。如今，生活条件和营养状况改善了，家长如果发现孩子明显比同龄孩子矮，或者身高增长慢（3岁前，每年长高小于7厘米；3岁到青春期，每年长高小于5厘米；青春期，每年长高小于6厘米），千万不要抱着"18岁前还能蹿一蹿"的老观念不放，应及时带孩子去医院就诊，明确造成孩子偏矮的原因，积极干预。

93. 儿童是不会患高血压的

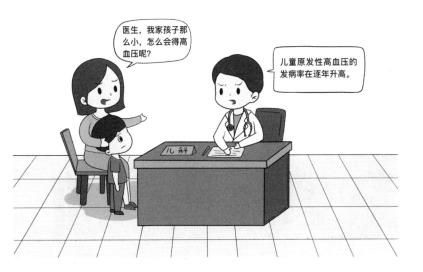

辟谣

儿童也会患高血压。

分析

很多人误以为，高血压是成人病，与孩子无关。实际上，儿童青少年不仅会患高血压，且并不罕见。近年来，随着饮食结构和生活方式的改变，小胖墩越来越多，儿童原发性高血压的患病率也在逐年升高。然而，儿童高血压的知晓率和受重视程度都比较低，大多数家长不知道儿童高血压的危害，也没有为孩子量血压的意识，导致很多儿童高血压患者被漏诊。儿童时期持续的高血压会对人体血管、心脏、大脑、肾脏等器官造成不良影响，家长应引起足够重视。

94. OK镜可以治好孩子的近视

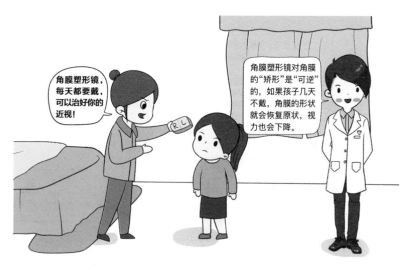

辟谣

OK镜有助于控制近视度数加深，但无法治愈近视。

分析

人们俗称的"OK镜"，医学上称为"角膜塑形镜"，其外观类似于隐形眼镜。角膜塑形镜有助于控制近视度数加深，但不能治愈近视，更不能预防近视。角膜塑形镜通过改变角膜的曲率来达到矫正近视的效果，但其对角膜的"矫形"是可逆的，如果孩子几天不戴镜，角膜就会恢复原状，孩子的视力也会下降。由于角膜塑形镜直接接触孩子的眼睛，故对护理的要求比较高，孩子一般需满7周岁，完善检查以排除禁忌证方能在医生指导和家长帮助下佩戴，并遵医嘱定期复查。

95. 儿童晚上睡觉时磨牙，是因为肚子里有蛔虫

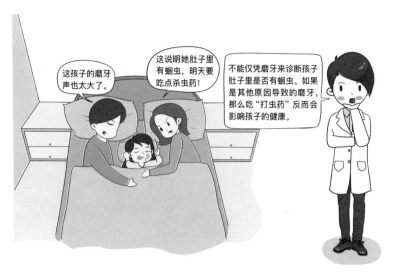

辟谣

磨牙不一定是寄生虫病引起的。

分析

肠道寄生虫病只是导致儿童夜间磨牙的原因之一，不能单凭"磨牙"就判断孩子肚子里有蛔虫。家长千万不能随意给孩子吃"驱虫药"，以免损害孩子的健康。如果孩子晚上睡觉时经常磨牙，家长应带孩子去医院就诊，由医生判断孩子睡觉磨牙的原因，并采取正确的干预措施。

96. 乳牙迟早要换，坏了不用治

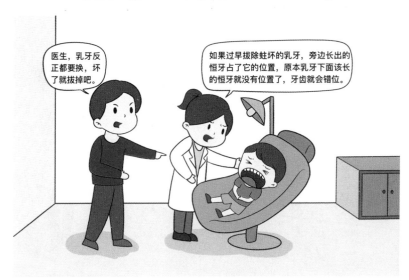

医生，乳牙反正都要换，坏了就拔掉吧。

如果过早拔除蛀坏的乳牙，旁边长出的恒牙占了它的位置，原本乳牙下面该长的恒牙就没有位置了，牙齿就会错位。

辟谣

乳牙龋坏了，也应及时治疗。

分析

不少家长认为，乳牙迟早要换，龋坏了不用治，掉了也没关系。其实不然。如果乳牙过早脱落，旁边的牙齿会慢慢向缺牙处移动，导致原本应该从此处萌出的恒牙会因空间不足而错位萌出，造成牙列不齐。不仅如此，乳牙龋坏还可能引发牙周病，影响孩子正常进食，还可能影响恒牙的发育和萌出，甚至影响孩子颌面部的正常发育。家长应经常关注孩子的口腔健康状况，最好在孩子出牙时就完成首次牙科检查，之后每半年带孩子去医院做一次口腔健康检查。

97. 儿童不要接种流感疫苗，有风险

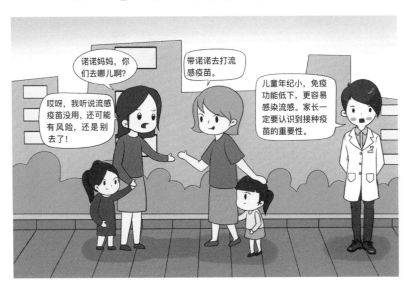

诺诺妈妈，你们去哪儿啊？

带诺诺去打流感疫苗。

哎呀，我听说流感疫苗没用，还可能有风险，还是别去了！

儿童年纪小，免疫功能低下，更容易感染流感。家长一定要认识到接种疫苗的重要性。

辟谣

若无禁忌证，6月龄以上儿童宜每年接种流感疫苗。

分析

接种流感疫苗是目前全球公认的预防流感的有效手段。儿童年纪小，免疫功能相对低下，更容易被感染。我国建议：6月龄以上的儿童，如果没有接种禁忌，均应每年接种流感疫苗。虽然接种流感疫苗不能保证完全杜绝流感的发生，但接种疫苗者即便被感染后，症状往往较轻，发生严重并发症的风险也较低。家长一定要认识到接种疫苗的重要性，不要轻信一些道听途说的消息。

98. 孩子拉肚子，只能喝点粥

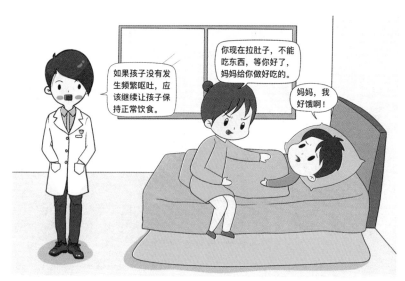

辟谣

腹泻患儿若没有频繁呕吐，可正常进食。

分析

　　如果孩子腹泻时没有发生频繁呕吐，有食欲，家长应让孩子保持正常饮食，不必只喝粥。需要提醒的是，腹泻时体内水分和电解质丢失增加，与成年人相比，孩子更容易发生脱水，故家庭护理的核心是充分补液，避免脱水。家长除了让孩子多喝水外，还应注意补充电解质。口服补液盐是较好选择，若家里没有，也可用食用盐、白砂糖配制成简易的糖盐水，让孩子饮用。需要提醒的是，家长不宜盲目给孩子服用止泻药和抗菌药。若孩子腹泻次数过多、精神状态不佳，家长应及时带孩子去医院诊治。

99. 孩子长得比同龄人快，是好事

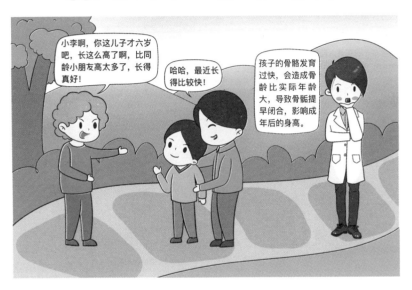

辟谣

孩子"早长"，家长要重视。

分析

孩子的身高、体重增长有一定的范围，低于或高于正常范围都不是好事。营养过剩、提前发育、性早熟等，都可能导致孩子"早长"。"早长"孩子的骨骼发育过快，造成骨龄比实际年龄大，会导致骨骺提早闭合，压缩了后期长高的空间，出现"早长早停"的现象，直接导致成年后的身高不理想。家长若发现孩子比同龄孩子"早长"，应提高警惕，及时带孩子去医院就诊，及时发现问题，尽早干预。

100. 预防骨质疏松是老年人的事，儿童不需要关心

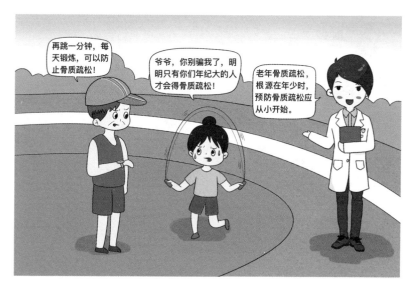

再跳一分钟，每天锻炼，可以防止骨质疏松！

爷爷，你别骗我了，明明只有你们年纪大的人才会得骨质疏松！

老年骨质疏松，根源在年少时，预防骨质疏松应从小开始。

辟谣

预防骨质疏松，应从儿童青少年开始。

分析

老年骨质疏松，根源在年少时。骨质疏松症是多种原因导致骨密度降低、易骨折的一种疾病，儿童和青少年时期获得的骨量对整个生命过程中的骨骼健康起着非常重要的作用。因此，骨质疏松有时也被称为"年老后才出现后果的儿童期疾病"。预防骨质疏松应从小开始。增加钙和维生素 D 的摄入、进行有规律的户外体育锻炼等，对骨骼发育有益。

101. 孩子总生病，说明抵抗力差，要多补补

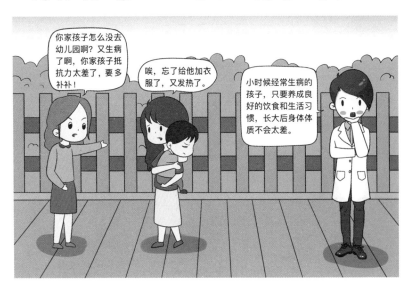

<label>辟谣</label>

孩子经常生病，不宜盲目乱补。

<label>分析</label>

很多家长认为，孩子总生病是因为抵抗力差，身体虚弱，需要吃些能够提高抵抗力的保健品补补。实际上，由于 6 岁以下孩子的免疫系统尚未发育成熟，对病毒、细菌等"外敌"的入侵缺乏抵抗力，确实比较容易生病。等孩子长到 7 岁以上，免疫系统发育成熟了，抵抗"外敌"的能力自然会增强，家长不必过分担忧，也不必让孩子过多进补。家长亦切勿过度保护孩子，保护得太好，会产生抵抗力强的假象。小时候常生病的孩子，只要养成良好的饮食和生活习惯，长大后体质也不会太差。

102. 长期戴眼镜会导致近视加深

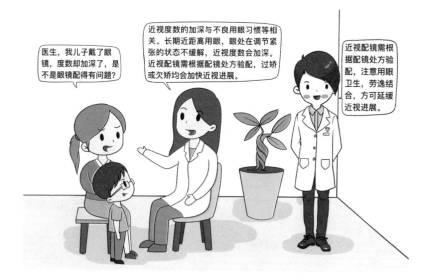

医生，我儿子戴了眼镜，度数却加深了，是不是眼镜配得有问题？

近视度数的加深与不良用眼习惯等相关。长期近距离用眼，眼处在调节紧张的状态不缓解，近视度数会加深。近视配镜需根据配镜处方验配，过矫或欠矫均会加快近视进展。

近视配镜需根据配镜处方验配，注意用眼卫生，劳逸结合，方可延缓近视进展。

辟谣

戴眼镜不会导致近视加深。

分析

不少家长担心，长期戴眼镜会使孩子的近视度数越来越深，便告诉孩子不要一直戴着眼镜，甚至不给孩子配眼镜。事实上，若孩子确实已经近视，家长应及时带其去医院验光、配镜，通过佩戴合适的眼镜矫正近视，避免因视疲劳而导致近视度数加深。家长应明确，近视目前尚无法治愈，戴眼镜是矫正近视的主要方法，戴眼镜并不会使近视度数加深。家长应督促孩子注意用眼卫生，定期带孩子去医院检查视力。

103. 给孩子多补钙，就能长得高

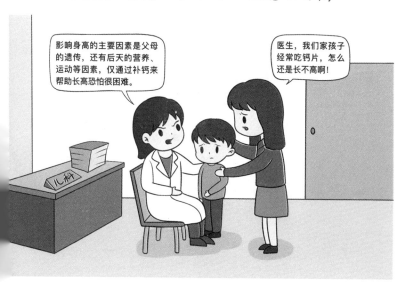

辟谣

长高不能与补钙"画等号"。

分析

不少家长认为，补钙是让孩子长高的最佳方法。为此，他们督促孩子喝牛奶、吃钙片。其实，影响身高的主要因素是遗传，其次是营养状况、运动等。想仅仅通过补钙让孩子长高，恐怕很困难。更何况，补钙过多反而对孩子的健康不利，不仅可能导致骨骼钙化程度过高，骨骺提前闭合，影响孩子长高，还容易导致尿路结石、便秘等。想要孩子长得高，首先要给孩子提供充足、合理的营养，还要督促其加强体育锻炼。

104. 孩子发热要"捂"，出一身汗就好了

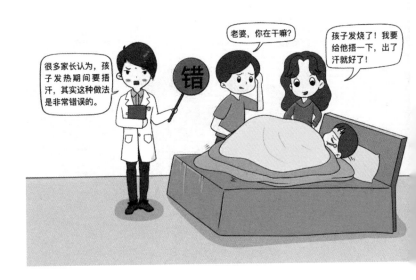

辟谣

孩子发热，不宜盲目"捂"。

分析

很多家长认为，孩子发热时要"捂汗"，只要孩子热得出汗了，热度就会退。这种做法其实是非常错误的。孩子的汗腺不发达，体温调节功能也不完善，盲目捂汗不仅不会让宝宝因大量出汗而退热，还可能因为热量散发不出去而加重宝宝的病情。孩子发热时，家长可以采取一些物理降温措施，如用温水擦身、用冷毛巾或者包了毛巾的冰袋放在孩子额头、后颈部或腹股沟等处。如果孩子高热不退，家长应及时将孩子送医诊治。

105. 给孩子绑腿，可以预防"罗圈腿"

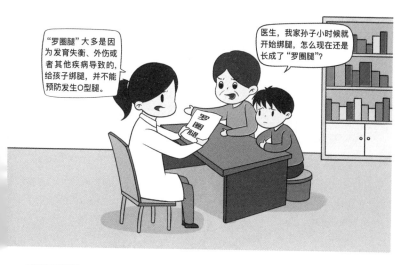

辟谣

给孩子绑腿，并不能预防"罗圈腿"。

分析

"罗圈腿"，医学上称为"O型腿"，大多是因为发育失衡、外伤或其他疾病导致，与绑不绑腿无关。胎儿蜷缩在妈妈狭小的子宫里，腿骨会发生轻微弯曲。一般而言，宝宝刚出生时，都是O型腿；当宝宝开始学走路时，O型腿会慢慢得到改善；2～3岁时，大多数孩子的O型腿会消失；紧接着又会渐渐变为X型腿；～8岁时，大部分孩子的腿会逐步变直。因此，家长千万不要目给孩子绑腿，以免影响孩子腿部及髋关节的发育。若发现孩子腿型有异常，家长应带孩子去医院诊治。

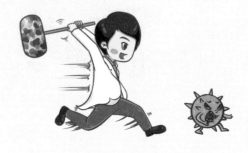

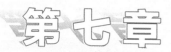

第 七 章

粉碎关于**肾**的谣言

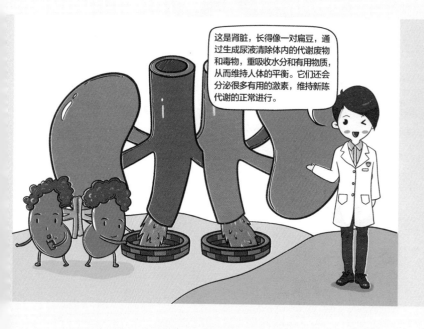

106. 晨起喝一杯淡盐水，有益健康

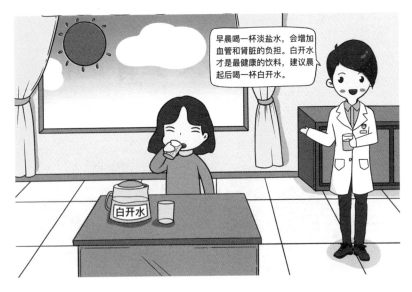

辟谣

晨起喝淡盐水，可能增加肾脏负担。

分析

目前，我国居民平均盐摄入量为每天9克，超过世界卫生组织和中国营养学会推荐的每天摄盐量低于5克的标准。有心脑血管疾病、肾功能异常者更不要将淡盐水作为起床后的第一杯水。早晨起床时，人体血液处于浓缩状态，饮用淡盐水不仅不能稀释血液，还会增加肾脏的负担。晨起喝淡盐水非但无益，反而有害，白开水才是最有益健康的。

107. 喝苏打水能降尿酸

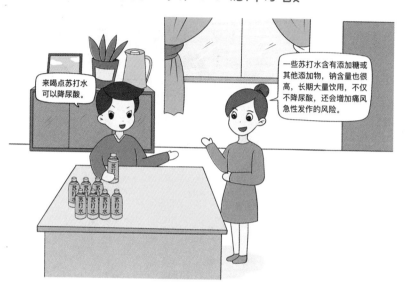

来喝点苏打水可以降尿酸。

一些苏打水含有添加糖或其他添加物，钠含量也很高，长期大量饮用，不仅不降尿酸，还会增加痛风急性发作的风险。

辟谣

喝苏打水降不了血尿酸。

分析

碳酸氢钠，俗称"小苏打"，可以碱化尿液，增加尿酸的溶解度，促进尿酸排泄。因此，有人希望通过喝苏打水来降尿酸。实际上，市售的苏打水所含的碳酸氢钠很少，不会改变尿液的酸碱度，更别提具有"降尿酸"的功效了。此外，一些苏打水含有添加糖或其他添加物，钠含量也很高，长期大量饮用，不仅不能降血尿酸，还会增加痛风急性发作的风险。每天饮用足量的水，保持足够的尿量，有助于促进尿酸的排泄。

108. 菠菜和豆腐一起吃会导致肾结石

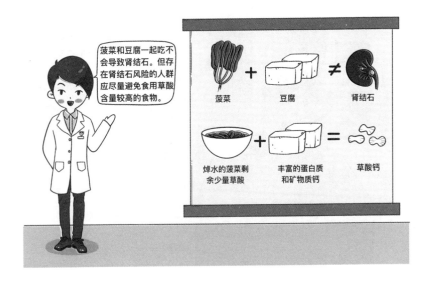

菠菜和豆腐一起吃不会导致肾结石。但存在肾结石风险的人群应尽量避免食用草酸含量较高的食物。

菠菜　＋　豆腐　≠　肾结石

焯水的菠菜剩余少量草酸　＋　丰富的蛋白质和矿物质钙　＝　草酸钙

辟谣

菠菜和豆腐一起吃，并不会导致肾结石。

分析

由于泌尿系统结石大多为草酸盐结石，摄入草酸含量高的食物确实与结石的发生有关。将菠菜与豆腐一起吃时，豆腐中富含的钙可与菠菜中富含的草酸结合，形成不溶于水、不能被人体消化吸收、只能随粪便排出体外的草酸钙，因此并不会导致肾结石。存在肾结石风险的人应尽量避免食用富含草酸的食物。

109. 多吃动物肾脏，能"以形补形"

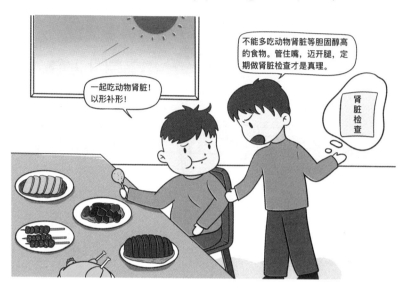

> 一起吃动物肾脏！以形补形！

> 不能多吃动物肾脏等胆固醇高的食物。管住嘴，迈开腿，定期做肾脏检查才是真理。

> 肾脏检查

辟谣

多吃动物肾脏，非但"不补肾"，反而有害。

分析

动物内脏富含嘌呤、脂肪和胆固醇，多吃不仅对身体健康无益，反而会使血胆固醇、血尿酸升高，在无形中大大增加肾脏的负担，所谓动物肾脏具有"补肾、壮阳"的"功效"更是没有科学依据。"管住嘴，迈开腿"，杜绝一切增加肾脏负担的坏习惯，定期做肾脏检查，才是护肾"法宝"。

110. 冬虫夏草可以补肾，吃得越多越好

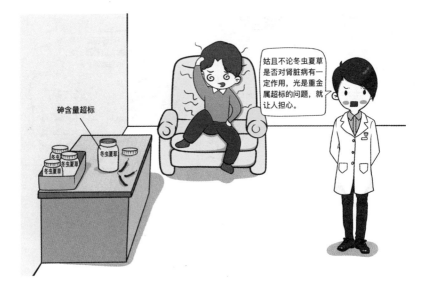

砷含量超标

姑且不论冬虫夏草是否对肾脏病有一定作用，光是重金属超标的问题，就让人担心。

辟谣

别迷信保健品的功效，不可乱补。

分析

冬虫夏草是一种被"神化"的保健品。姑且不论其是否对肾病有保健作用，仅重金属超标的问题就让人担心。国家曾对市面上销售的部分冬虫夏草进行调查，发现其重金属砷（砒霜的主要成分）明显高于国家安全标准。长期服用重金属含量超标的冬虫夏草可导致慢性砷中毒，对胃肠道、心脏、肾脏、皮肤、骨骼和神经等组织器官造成慢性损伤。

111. 肾不好是因为纵欲过度

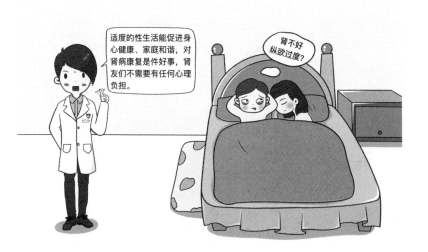

辟谣

肾脏病不背这个黑锅。

分析

肾病的病因复杂，常见的有糖尿病、高血压、高尿酸血症和痛风、药物、感染、自身免疫性疾病、肿瘤、缺血、环境、遗传等，唯独没有"纵欲"这条。目前，我国近11%的成年人患有肾脏病，性和肾在现代医学里是两码事，不能混为一谈。大家应科学、理性地看待肾病，不能歧视肾病患者。

112. 肾病一定会发展为尿毒症

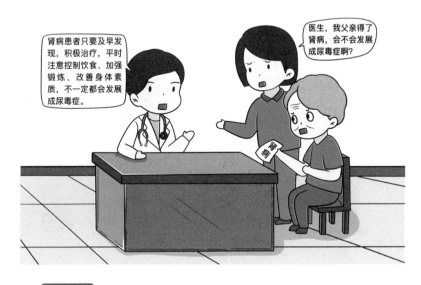

肾病患者只要及早发现，积极治疗，平时注意控制饮食、加强锻炼、改善身体素质，不一定都会发展成尿毒症。

医生，我父亲得了肾病，会不会发展成尿毒症啊？

辟谣

大多数肾病可以得到良好控制，不会发展为尿毒症。

分析

尿毒症是大多数肾病的终末期表现。肾病患者若能被及早发现，在医生指导下接受正规治疗，平时注意控制饮食、加强锻炼，完全可以将病情稳定控制，避免或延缓尿毒症的发生。患了慢性肾病，并不意味着走上了一条"不归路"。患者应正确认识疾病的特征，在心理上摆正位置。发病初期，勿过分紧张；治疗难，勿过分忧虑；收效慢，勿过分急躁；病程末，勿过分悲观。

113. 肾病患者不能过性生活

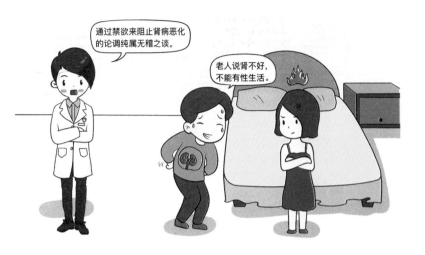

通过禁欲来阻止肾病恶化的论调纯属无稽之谈。

老人说肾不好，不能有性生活。

辟谣

肾病患者适度过性生活，不会加重病情。

分析

肾不好，是纵欲过度，过性生活会伤肾……诸如此类的谣言真是害人不浅！实际上，目前没有任何研究证据表明，禁欲对肾脏健康有益。如果一个人的肾脏出了问题，其神经、心脑血管、消化、骨骼、皮肤等多个系统都会受到不同程度的影响，并非只对性和生殖功能有影响。肾病患者适当过性生活并不会导致病情加重。反之，希望通过禁欲来阻止肾病恶化，也是无稽之谈。

114. 肾功能正常，可排除肾病

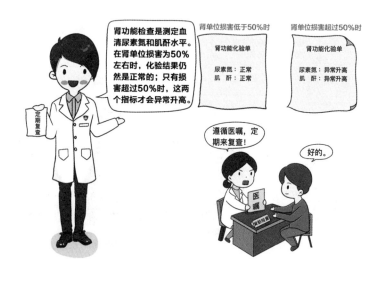

肾功能检查是测定血清尿素氮和肌酐水平。在肾单位损害为50%左右时，化验结果仍然是正常的；只有损害超过50%时，这两个指标才会异常升高。

肾单位损害低于50%时

肾功能化验单

尿素氮：正常
肌　酐：正常

肾单位损害超过50%时

肾功能化验单

尿素氮：异常升高
肌　酐：异常升高

遵循医嘱，定期来复查！

好的。

辟谣

肾功能检查正常不等于肾脏一定没病。

分析

目前常用的肾功能检查方法是测定血清尿素氮和肌酐水平。不过，这两项指标不能发现早期肾脏病。当肾单位损害低于50%时，这两项检查的结果可以是正常的；只有当一半以上的肾功能受损时，检查结果才会出现异常。因此，肾功能检查正常并不等于肾脏一定没问题。肾脏病起病隐匿，有些患者平时无明显不适，当出现眼睑水肿、泡沫尿等症状去医院就诊时，肾功能损害往往已经比较严重，这也是肾脏病的可怕之处。

115. 六味地黄丸是中药，没有副作用，可以随便吃

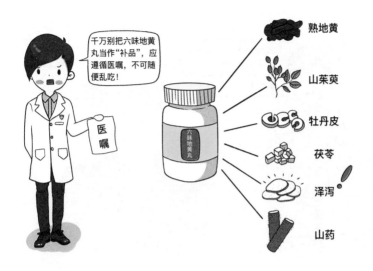

千万别把六味地黄丸当作"补品"，应遵循医嘱，不可随便乱吃！

医嘱

熟地黄

山茱萸

牡丹皮

茯苓

泽泻

山药

辟谣

无论中药还是西药，均不可盲目乱用，用药必须遵医嘱。

分析

　　六味地黄丸是许多人眼中的补肾"神药"，认为中药基本没有副作用，可以长期吃。虽然六味地黄丸是一味历史悠久的中成药，但并非完全没有副作用。六味地黄丸的成分是熟地黄、山茱萸、山药、泽泻、牡丹皮和茯苓。已有不少研究报道，长期、超量使用泽泻可能存在肾毒性；一些动物试验也发现，泽泻可使鼠的肾小管和肾间质受损。因此，千万别把六味地黄丸当"补品"，服用需遵循医嘱。

116. 高血压、糖尿病和肾病无关

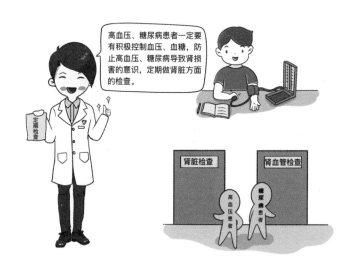

高血压、糖尿病患者一定要有积极控制血压、血糖，防止高血压、糖尿病导致肾损害的意识，定期做肾脏方面的检查。

辟谣

高血压、糖尿病与肾脏病相互"促进"，形成恶性循环。

分析

肾脏病可导致高血压，高血压也可导致和加重肾脏病。千万别用"年纪不大，不会患高血压"来判断自己的血压情况。降压治疗是延缓肾脏病进展最有效的手段之一。肾病患者必须养成定期监测血压的习惯；高血压患者也要定期进行肾功能相关检查。此外，作为糖尿病的主要慢性并发症之一，糖尿病肾病的发病率逐年升高，并已成为导致尿毒症的主要原因。糖尿病患者控制血糖，不仅是治疗糖尿病，也是预防肾病的重要手段。

117. 尿中有泡沫，就是蛋白尿

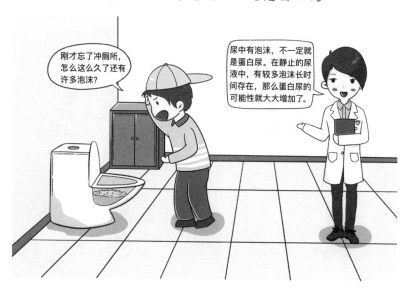

刚才忘了冲厕所，怎么这么久了还有许多泡沫？

尿中有泡沫，不一定就是蛋白尿。在静止的尿液中，有较多泡沫长时间存在，那么蛋白尿的可能性就大大增加了。

辟谣

尿中有泡沫，不一定是肾脏有问题。

分析

就像自来水冲到脸盆里会起泡沫一样，排尿时的冲击力也会产生泡沫，并不一定是蛋白尿。当然，若尿中的泡沫长时间存在，久久不退，则蛋白尿的可能性较大。特别是高血压、糖尿病、慢性病毒性肝炎、系统性红斑狼疮等慢性疾病患者，若出现泡沫尿，应及时去医院肾内科就诊，进行尿液检查。

118. 肾病患者不能吃豆制品

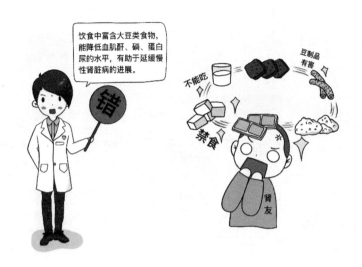

饮食中富含大豆类食物，能降低血肌酐、磷、蛋白尿的水平，有助于延缓慢性肾脏病的进展。

辟谣

肾病患者可以适当吃豆制品。

分析

对肾病患者而言，能否吃豆制品已经不单纯是一个营养学问题，更成了很多人的心病。许多肾病患者偷偷吃了一点儿豆制品就十分焦虑、害怕。事实上，肾病患者禁食豆制品是十分错误的做法。大豆蛋白质是一种特殊的高生物效价的植物性蛋白质，是动物性蛋白质的良好替代品。肾病患者适量食用豆制品能降低血肌酐、血磷和蛋白尿水平，有助于延缓病情进展。

119. 吸烟和肾病没关系

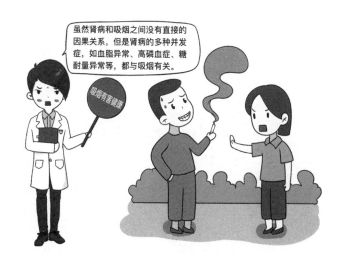

虽然肾病和吸烟之间没有直接的因果关系，但是肾病的多种并发症，如血脂异常、高磷血症、糖耐量异常等，都与吸烟有关。

吸烟有害健康

辟谣

吸烟也伤肾。

分析

香烟烟雾中含有尼古丁、焦油、烟碱、二氧化碳、一氧化碳、醛类、酚类等多种有害化学物质。吸烟除了会增加心脑血管疾病、肺癌的发生风险外，还有明显的肾毒性。虽然肾病和吸烟之间没有直接的因果关系，但是肾病的多种并发症，如血脂异常、高磷血症、糖耐量异常等，都与吸烟有关。对于肾病患者来说，长期吸烟对肾脏的康复不利，戒烟是对肾脏有益的行为之一。

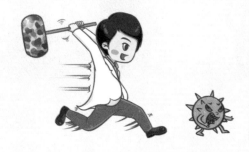

第八章

粉碎关于**皮肤**的谣言

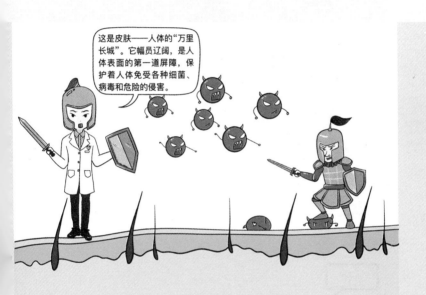

120. 睑洗得越干净越好

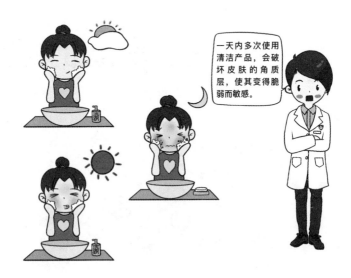

一天内多次使用清洁产品，会破坏皮肤的角质层，使其变得脆弱而敏感。

辟谣

清洁过度，皮肤易受伤。

分析

很多皮肤问题的产生，并不是因为清洁不够，而是因为清洁过度。频繁使用清洁产品，会破坏皮肤上的保护膜——皮脂膜，使皮肤变得脆弱而敏感。尤其是皮肤本来就容易过敏的女性朋友，更不宜过度清洁。

121. 用盐洗脸可以去黑头

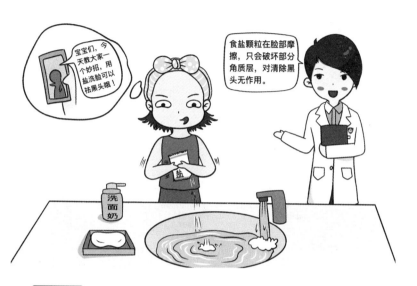

辟谣

用盐洗脸不仅去不了黑头，还容易擦伤皮肤。

分析

黑头是由于皮脂经氧化作用后变硬、变黑，堵塞毛孔所致。食盐颗粒坚硬、粗糙，用食盐摩擦面部皮肤，不仅无法清除毛孔内的皮脂，还会破坏部分皮肤角质层，甚至在皮肤上留下肉眼看不到的伤口，损害皮肤健康。

122. 隔离霜可以防辐射

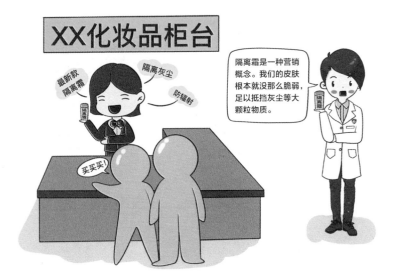

辟谣

隔离霜没有防辐射功能。

分析

所谓"隔离霜",其实是一种营销概念。人体皮肤没那么脆弱,足以抵挡灰尘等大颗粒物质。至于隔离霜能防辐射,则完全没有科学依据。我们每天都处在充满辐射的环境中,阳光、手机、电视等,都会产生一定辐射。不过,这些辐射属于非电离辐射,日常暴露量不会导致健康损害,没有必要特意防护。

123. 用牛奶、蜂蜜、珍珠粉敷面能起到美白作用

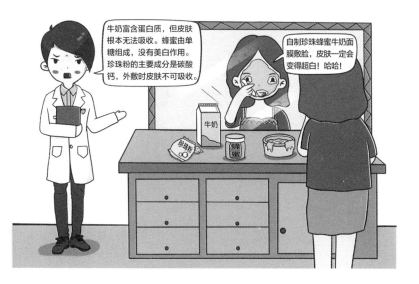

辟谣

用上述三种物质敷面，美白效果有限。

分析

　　牛奶富含蛋白质，但皮肤无法吸收如此"大块头"（大分子）的蛋白质。蜂蜜主要由单糖组成，并不能美白皮肤。相反，由于蜂蜜属于高渗液体，若不经稀释就涂抹在皮肤上，会引起皮肤细胞脱水，反而会使皮肤变得干燥。珍珠粉的主要成分是碳酸钙，外敷时不能被皮肤吸收，也没有美白作用。人们之所以感觉外敷珍珠粉后皮肤似乎变白了，主要是因为面部残留的珍珠粉有一定光泽，显得皮肤有点白而已。

124. 去角质，皮肤会变嫩

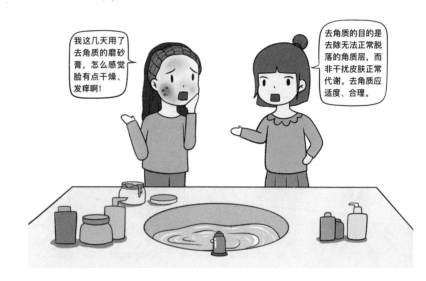

我这几天用了去角质的磨砂膏，怎么感觉脸有点干燥、发痒啊！

去角质的目的是去除无法正常脱落的角质层，而非干扰皮肤正常代谢。去角质应适度、合理。

辟谣

频繁去角质，皮肤会受伤。

分析

角质层位于皮肤表面，可以保护皮肤抵御外来有害物质的入侵。频繁去角质会使皮肤变薄、皮肤抵抗力降低，更容易发生接触性皮炎、皮肤感染和过敏。去角质的目的主要是去除无法正常脱落的角质层，应适度、合理，切记不能过度。尤其是皮肤敏感、角质层较薄者，不适合进行去角质护理。

125. 经常用面部喷雾，可以保湿

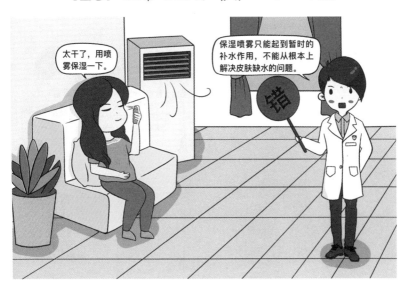

辟谣

经常用喷雾，当心"越喷越干"。

分析

随身携带保湿喷雾，偶尔喷一喷，可以为肌肤补充水分，舒缓紧绷感。不过，如果经常使用喷雾，尤其是在干燥的空调房内频繁使用，皮肤反而会越来越干，因为水在蒸发时会带走皮肤的水分。所以，不要过度依赖保湿喷雾。

126. 眼周长脂肪粒，是因为眼霜太滋润

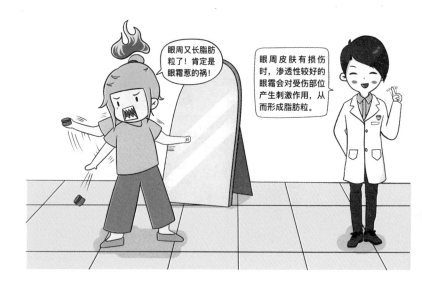

辟谣

眼周长脂肪粒，不是眼霜的错。

分析

人们通常所说的"脂肪粒"，医学上称为"粟丘疹"，表面光滑，呈白色或淡黄色。很多人认为，眼周出现脂肪粒是因为眼霜太滋润。实际上，脂肪粒的出现主要是由于卸妆或按摩太用力，在娇嫩的眼部皮肤上留下了一些肉眼不易察觉的微小伤口，而皮肤在自我修复的时候"用力过猛"，导致过多角蛋白堆积，最终形成脂肪粒。眼周还有一种常见的"小疙瘩"——汗管瘤，与皮肤颜色接近，呈肉色或褐色凸起，对健康也没有太大影响。

127. 皮肤容易出油，说明清洁不够

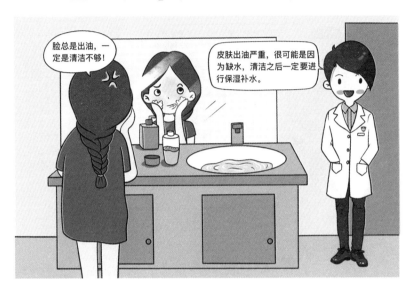

> 脸总是出油，一定是清洁不够！

> 皮肤出油严重，很可能是因为缺水，清洁之后一定要进行保湿补水。

辟谣

过度清洗会使皮肤更油。

分析

脸上容易出油的人总希望通过多洗几次脸，将面部多余的油脂去除。然而，过度清洁皮肤不仅不利于控油，还会让皮肤误以为"缺油"，增加皮脂腺的分泌，最终导致面部皮肤"越洗越油"。对油性皮肤者而言，适当清洗是需要的，但不宜过度，同时还应注意保湿补水。此外，压力、劳累、焦虑、紧张、身体不适等也会对皮肤状态造成影响。积极改善机体内分泌情况，有助于控制皮肤出油。

128. 手脚长小水疱，用热水烫可以止痒

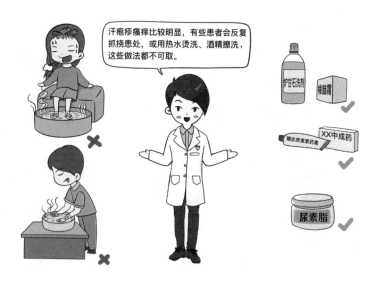

汗疱疹瘙痒比较明显，有些患者会反复抓挠患处，或用热水烫洗、酒精擦洗，这些做法都不可取。

辟谣

患了汗疱疹，不能用热水烫来止痒。

分析

汗疱疹是发生于手或足部的水疱样皮肤病，常伴瘙痒，容易反复发作。水疱没有破损者，可以涂炉甘石洗剂。瘙痒比较剧烈者，可以在医生指导下使用一些糖皮质激素类药膏。外用药效果不佳者，可在医生指导下口服抗组胺药物和利湿祛风止痒的中成药。水疱干涸后，可外用尿素脂润肤。

129. 吃酱油会让伤口颜色变深

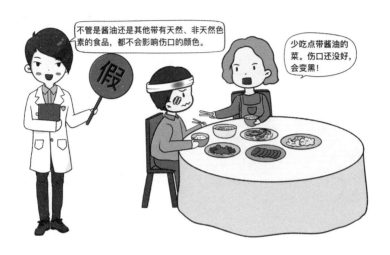

> 不管是酱油还是其他带有天然、非天然色素的食品，都不会影响伤口的颜色。

> 少吃点带酱油的菜。伤口还没好，会变黑！

辟谣

伤口留不留色素斑，与吃不吃酱油没有关联。

分析

　　发生创伤后，皮肤留不留色素斑，一方面要看个体的恢复状况，另一方面要看伤口是否达到了真皮层。若只伤到表皮，一般不会留色素斑。若伤到了真皮层，很难不留色素斑。酱油是中国的传统调味品，主要由大豆、小麦、食盐经酿造制成，含有多种氨基酸、糖类、有机酸、色素及香料等成分。这些成分都不会引起色素斑，且酱油中的食用色素也不会输送至皮肤，导致皮肤色素沉着。所谓"吃酱油会使伤口颜色变深"，纯属心理作用。

130. 指甲上有白点，说明缺钙

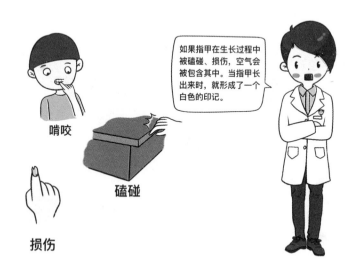

如果指甲在生长过程中被磕碰、损伤，空气会被包含其中。当指甲长出来时，就形成了一个白色的印记。

啃咬

磕碰

损伤

辟谣

指甲上有白点，不代表缺钙。

分析

虽然钙对维护指甲的健康非常重要，但指甲上的白斑一般不是缺钙的征兆。如果指甲在生长过程中发生磕碰或损伤，空气会进入其中。当指甲长出来时，就形成了一个白点。

131. 长了"麦粒肿"，可以用头发丝挑

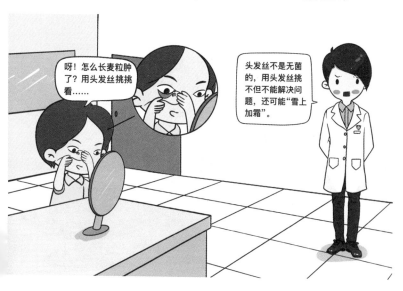

辟谣

这么做非但不能解决问题，还容易导致感染。

分析

麦粒肿，又称睑板腺炎。由于眼睑及面部的静脉相通且无静脉瓣，细菌可以直接进入血管而引发更严重的感染。头发丝不是无菌的，用头发丝挑"麦粒肿"不但不能解决问题，反而可能"雪上加霜"。正确的处理方法是：初起时用冷敷；硬结未软化时可湿热敷；用抗菌眼药水滴眼，症状较重者可口服或肌注抗菌药；脓肿形成后，需切开排脓。

132. 用生姜泡脚可以治脚气

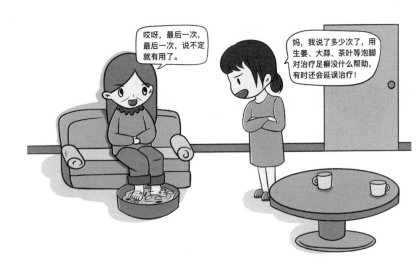

辟谣

用生姜水泡脚对治疗足癣没有帮助。

分析

脚气，医学上称"足癣"，是由真菌感染引起的一种皮肤病。生姜、大蒜、茶叶等无法杀灭真菌，对足癣无治疗作用。治疗足癣，首先应去除导致足癣反复发作的诱因，如局部潮湿、不注意个人卫生等；其次要在医生指导下足量、足疗程使用外用药物，必要时须口服抗真菌药物。

133. "青春痘"不需要治疗，过了青春期就会好

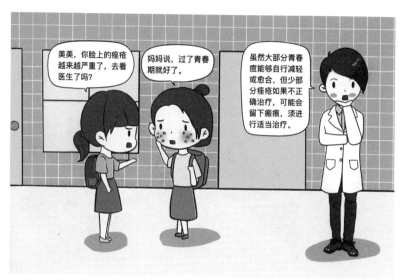

辟谣

部分"青春痘"需要治疗，以免留下瘢痕。

分析

痤疮，俗称"青春痘"，是皮肤毛囊、皮脂腺的一种慢性炎性病变，在青少年中的发病率可高达 85%。青春期过后，大部分患者可减轻或痊愈，少数患者迁延难愈。青春痘的发生与性激素比列失衡、皮脂腺分泌旺盛、毛孔堵塞，以及痤疮丙酸杆菌引起的炎症反应有关。虽然大部分"青春痘"可自愈，但部分较为严重的痤疮患者还是需要在医生指导下进行治疗，以免留下痤疮瘢痕，影响美观。

134. 白癜风会遗传，患者最好不要生育

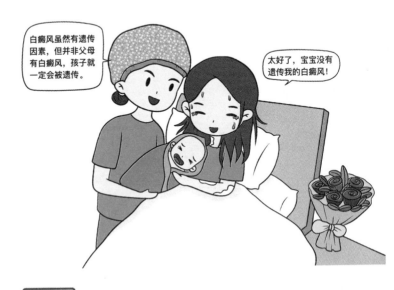

辟谣

白癜风虽然与遗传有一定关系，但并非百分百会遗传给孩子。

分析

白癜风的发生虽然与遗传因素有一定关系，但并非所有白癜风患者的后代都会患病。临床数据显示，白癜风的遗传概率仅为5% 左右。白癜风患者只要在医生指导下接受正规治疗，把病情控制好，是可以结婚和生育的。虽然治疗白癜风有一定难度，但它并不是不治之症。

135. 坚持使用收敛水，会使粗大的毛孔变小

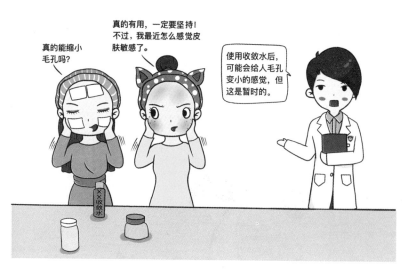

辟谣

收敛水收缩毛孔的作用有限，不宜长期使用。

分析

从成分来看，大部分收敛水含有乙醇、戊二醇等多元醇类，醇类蒸发时会带走水分，可短暂收缩毛孔，并给人以清凉的感觉。不过，收敛水蒸发以后，其收缩毛孔的作用就消失了。因此，即便长期使用收敛水，毛孔也不会变小。水杨酸也是收敛水中的常见成分，具有去除角质、清洁毛孔、短暂控油的作用，但不宜长期使用，否则会使皮肤角质层变薄，令皮肤变得越来越敏感。

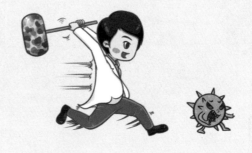

第九章

粉碎关于**骨骼**的谣言

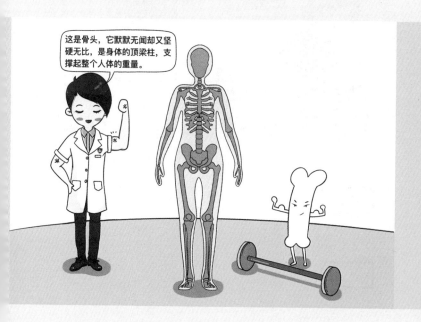

136. 骨质疏松是中老年人的"专利"

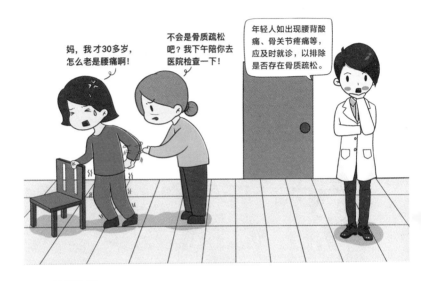

妈，我才30多岁，怎么老是腰痛啊！

不会是骨质疏松吧？我下午陪你去医院检查一下！

年轻人如出现腰背酸痛、骨关节疼痛等，应及时就诊，以排除是否存在骨质疏松。

辟谣

年轻人也有可能患骨质疏松。

分析

近年来，骨质疏松症的患病率逐年升高，患病人群年轻化趋势明显。年轻人如果出现腰背酸痛、骨关节疼痛等，应及时就诊，排查是否存在骨质疏松。骨质疏松分为原发性和继发性两大类。原发性骨质疏松又分为绝经后骨质疏松、老年骨质疏松症和特发性骨质疏松（包括青少年型）。绝经后骨质疏松症一般发生在妇女绝经后5~10年内；老年骨质疏松症一般指70岁后发生的骨质疏松；继发性骨质疏松症是指由影响骨代谢的疾病和（或）药物导致的骨质疏松；特发性骨质疏松主要发生在青少年，病因尚不明。

137. 骨质疏松是自然衰老造成的，不必治疗

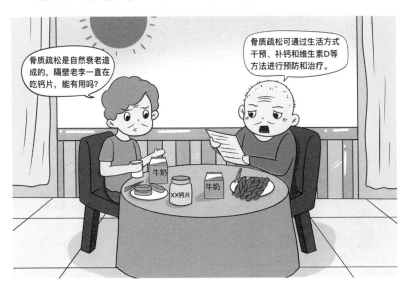

辟谣

骨质疏松可以治疗，正规治疗有助于提高患者的生活质量。

分析

随着人类寿命的延长，老龄人口不断增加，一些与增龄相关疾病的发病率也逐年增加。高血压、糖尿病、骨质疏松等，都与"增龄"和衰老有关。不过，这些疾病并非不需要治疗或没有办法治疗。对骨质疏松患者而言，通过生活方式干预、补充钙和维生素D，必要时配合药物治疗，有助于预防骨折，提高老年人的生活质量。

138. 喝咖啡会导致骨质疏松

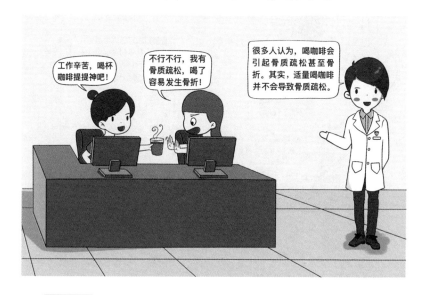

辟谣

适量喝咖啡不会导致骨质疏松。

分析

很多人认为，喝咖啡会使骨骼中的钙大量流失，从而导致骨质疏松。其实不尽然。咖啡中含有的咖啡因虽然会增加尿钙的排泄，但其作用与摄入量成正比，只有长期、大量饮用咖啡（每日摄入咖啡因 > 300 毫克，3 ～ 4 杯咖啡）才会增加骨质疏松的发生风险。如果每天仅喝 1 杯咖啡，并不会导致骨质疏松。

139. 血钙正常，说明不缺钙

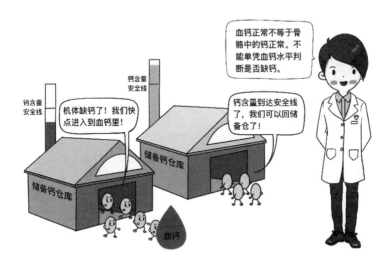

钙含量
安全线

钙含量
安全线

机体缺钙了！我们快
点进入到血钙里！

储备钙仓库

血钙

钙含量到达安全线
了，我们可以回储
备仓了！

储备钙仓库

血钙正常不等于骨
骼中的钙正常。不
能单凭血钙水平判
断是否缺钙。

辟谣

血钙不是判断机体是否缺钙的指标。

分析

血钙水平受体内多种激素的调控，如甲状旁腺素、降钙素等，一般稳定保持在正常范围。当钙摄入不足或丢失过多而导致机体缺钙时，骨骼中的钙会释放到血液中，以维持血钙的稳定。也就是说，血钙并不是判断机体是否缺钙的指标。原发性骨质疏松症患者即便发生了严重骨折，其血钙水平也依然是正常的。因此，不能单凭血钙水平判断是否缺钙，以及是否需要补钙。

140. 骨质疏松就是缺钙，只要补充足够的钙就行

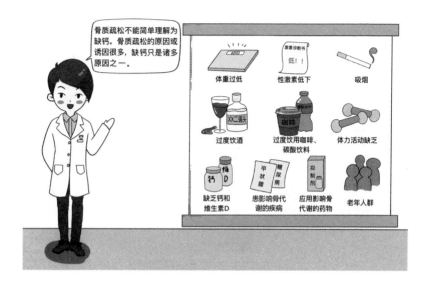

辟谣

不能将骨质疏松简单理解为缺钙。

分析

导致骨质疏松的原因很多，如高龄、体重过低、性激素水平低下、吸烟、过量饮酒、过量饮用咖啡和碳酸饮料、体力活动缺乏、饮食中缺乏钙和维生素D，以及患有影响骨代谢的疾病（如甲状腺疾病、甲状旁腺疾病、糖尿病等）、应用影响骨代谢的药物（如激素、免疫抑制剂等）。由此可见，缺钙只是导致骨质疏松的诸多原因之一。

141. 喝骨头汤可以补钙

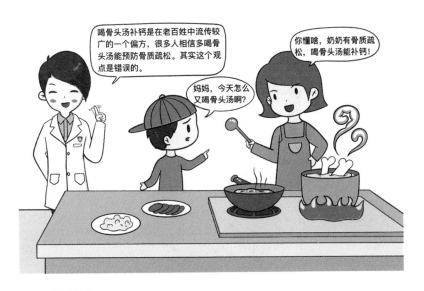

辟谣

骨头汤含钙量不高。

分析

很多老年人认为，多喝骨头汤能补钙，可以预防骨质疏松。这个观点是错误的。骨头汤虽然美味，但用它来补钙就不合适了。因为骨头中的钙主要以磷酸钙的形式存在，不溶于水，骨头汤里的钙质其实是微乎其微的，根本起不到补钙的作用。同时，骨头汤内富含脂肪，对老年人身体不利。多喝骨头汤不仅无法补钙，对改善骨质疏松没有作用，还可能导致脂肪摄入过多，不利于健康。骨质疏松患者切莫被"喝骨头汤能补钙"的传言误导。

142. 补钙容易导致肾结石

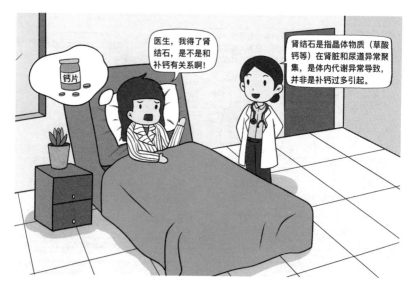

辟谣

适量补钙反而有助于降低肾结石的发生风险。

分析

肾结石是由于各种因素导致尿液中钙、草酸、尿酸、胱氨酸等"成石"成分析出过多，在局部沉积，最终形成结石。也就是说，导致肾结石最重要的原因是体内代谢异常导致钙质流失过多。实际上，合理的补钙和抗骨质疏松治疗能够有效减少钙的排出，甚至减少肾结石的发生。对骨质疏松患者而言，在医生指导下进行合理的补钙治疗是不会导致肾结石的。

143. 长"骨刺"，说明骨质过多，不能补钙

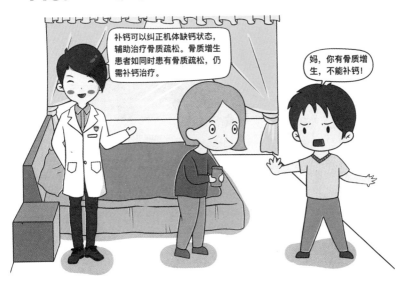

补钙可以纠正机体缺钙状态，辅助治疗骨质疏松。骨质增生患者如同时患有骨质疏松，仍需补钙治疗。

妈，你有骨质增生，不能补钙！

辟谣

"骨刺"是关节退化过程中伴随的一种现象，并非骨质过多。

分析

人体的关节随年龄增长而退化，当骨与软组织"接壤"的地方因长时间承受压力、拉力，造成关节与关节间的软骨渐渐失去水分和弹性时，关节边缘就会形成赘生物，即"骨刺"。实际上，骨质增生并不是"骨质过多"，而是骨关节的退行性变。骨质增生与骨质疏松症往往同时存在。骨质增生患者若合并骨质疏松，应在医生指导下合理补钙。

144. 腰腿痛不是病，休息两天就没事了

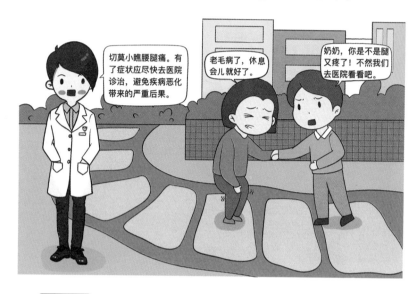

辟谣

腰腿痛患者应及时治疗，以免小病拖成大病。

分析

有些患者认为，腰腿痛不是病，只是"硬伤"，休息两天就没事了，不需要去医院看病。殊不知，有些人可能一开始仅是轻微的腰椎间盘突出，但如果放任不管，最终可能引起下肢麻木、无力，甚至瘫痪、大小便障碍等。因此，切莫小瞧腰腿痛，有不适症状者应尽快去医院就诊，遵医嘱接受正规治疗，避免病情恶化。

145. 腰痛，说明患了"腰突症"

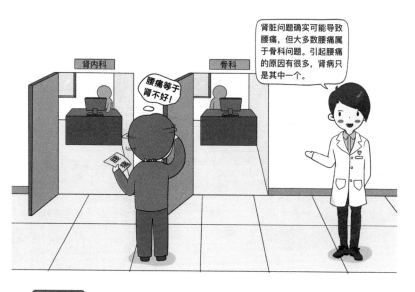

肾内科

骨科

腰痛等于肾不好！

肾脏问题确实可能导致腰痛，但大多数腰痛属于骨科问题。引起腰痛的原因有很多，肾病只是其中一个。

辟谣

导致腰痛的原因很多，并非都是"腰突症"所致。

分析

引起腰痛的原因很多，脊柱病变、腰肌劳损、血管病变、神经病变、骨质疏松等，都可能导致腰痛。虽然腰痛是大多数腰椎间盘突出症（简称"腰突症"）患者最先出现的症状，但并非唯一症状。约 10% 的腰突症患者仅表现为腿痛，而没有腰痛；有些患者会有不同程度的坐骨神经痛；有些患者甚至有颈部不适、下腹不适等。因此，腰痛患者一定要去正规医院就诊，千万不要凭感觉自我诊断，以免贻误治疗时机。

146. 脚趾肿痛, 用热水泡泡脚

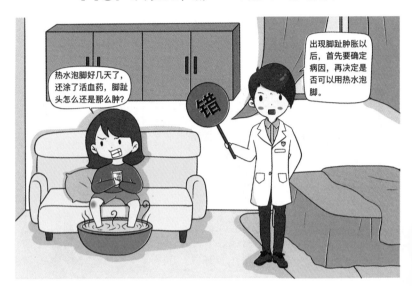

辟谣

泡脚前先明确导致脚趾肿痛的原因。

分析

　　脚趾肿痛者能否泡脚,首先需要明确导致脚趾肿胀的原因。如果是类风湿关节炎引起的足趾关节肿胀、疼痛,可以用热水泡脚,以改善症状,促进炎症的吸收。如果是痛风导致的脚趾肿胀,则应避免用热水泡脚,以免加重局部肿胀和疼痛。若无法判断导致脚趾肿痛的原因,应及时去医院就诊,切莫盲目用热水泡脚。

147. "伤筋动骨 100 天"，骨折后"能不动，就不动"

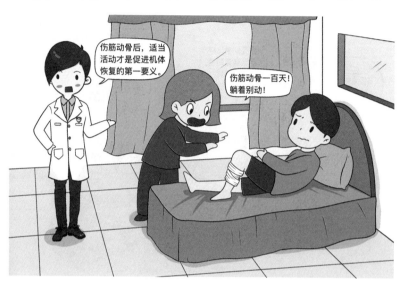

【辟谣】

骨折后不宜静养，适当活动有助于康复。

【分析】

不少骨折患者受到"伤筋动骨 100 天"说法的误导，选择长时间卧床静养，不敢活动，结果出现体质虚弱、关节僵硬、肌肉萎缩甚至血栓形成等并发症。对骨折患者而言，越早开始功能锻炼，康复效果越好。伤筋动骨后，适当活动才是机体恢复的第一要义。

148. 关节痛，吃点氨基葡萄糖就会好

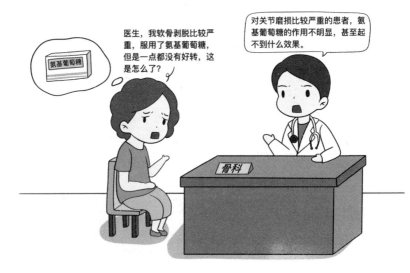

医生，我软骨剥脱比较严重，服用了氨基葡萄糖，但是一点都没有好转，这是怎么了？

对关节磨损比较严重的患者，氨基葡萄糖的作用不明显，甚至起不到什么效果。

辟谣

氨基葡萄糖对中重度骨关节患者的疗效有限。

分析

对于骨关节炎，氨基葡萄糖的作用与关节炎的严重程度成反比。对于软骨剥脱比较严重的患者，氨基葡萄糖的作用是明显减弱的，甚至起不到什么效果。所以，氨基葡萄糖可以治疗所有类型的关节炎的说法是错误的。

149. 腰椎病患者要睡硬板床

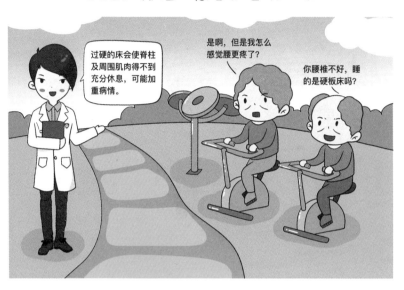

过硬的床会使脊柱及周围肌肉得不到充分休息，可能加重病情。

是啊，但是我怎么感觉腰更疼了？

你腰椎不好，睡的是硬板床吗？

辟谣

腰椎病患者不宜睡过硬的床。

分析

睡过硬的床会使人体脊柱及其周围肌肉处于紧张状态，不仅对腰椎病的康复没有帮助，反而可能加重病情。腰椎病患者应选择较硬的席梦思等弹性卧具，尽量避免选择非常柔软或非常硬的卧具。

150. 脊柱微创手术一定比开放手术好

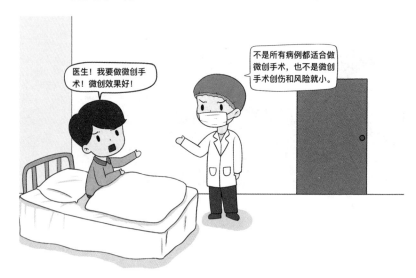

辟谣

手术方式因人而异，适合的才是最好的。

分析

脊柱外科的微创手术需要在狭窄的空间里操作，由于空间小、视野局限，手术难度较大。因此，微创手术不适合进行复杂操作。对于腰椎管严重狭窄或重度腰椎滑脱患者而言，开放手术的效果更加肯定，也更安全。并非所有患者都适合进行微创手术，也并非微创手术的创伤和风险就小。

151. 年轻人不会患"腰突症"

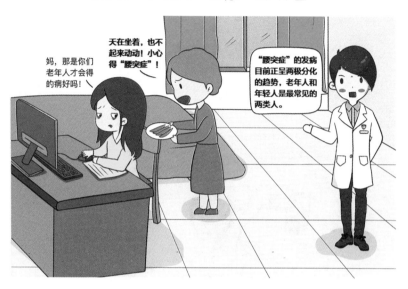

辟谣

患"腰突症"的年轻人越来越多。

分析

目前，"腰突症"（腰椎间盘突出症）的发病年龄呈"两极分化"的趋势，老年患者和年轻患者最为常见。老年患者大多由于腰椎退变引起，年轻患者则大多是"坐"出来。如果人站立时腰椎间盘承受的压力是100%，那么端坐时腰椎间盘承受的压力是140%，过度前倾坐（如趴着写字）时腰椎间盘承受的压力是200%。此外，外伤也是年轻人发生"腰突症"的主要原因之一。

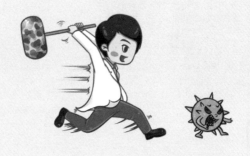

第十章
粉碎关于**大脑**的谣言

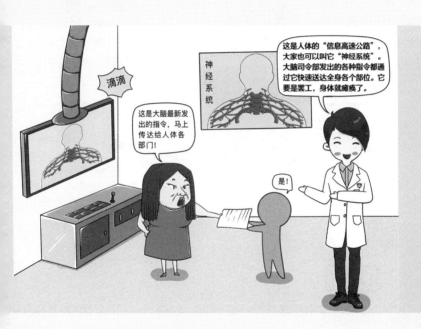

152. 头晕就是"脑供血不足"

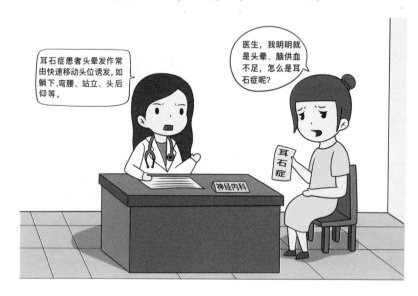

辟谣

头晕不一定是脑供血不足，很可能是耳石症。

分析

耳石症常由快速移动头位诱发，如躺下、起床、在床上翻身、弯腰、站立、头后仰等，患者可出现天旋地转，伴恶心、呕吐、头重脚轻、飘浮感等症状。发作时间较短暂，当头部保持在一定位置时，症状可消失；改变头位时，症状又可出现。耳石症是一种可治疗、可自愈、易复发的疾病，症状明显时需要手法复位治疗。

153. 偏头痛就是一侧头痛

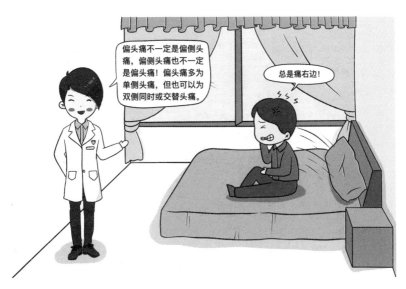

辟谣

偏头痛不一定是偏侧头痛，偏侧头痛也不一定是偏头痛。

分析

偏头痛是常见的神经血管性头痛，多为单侧头痛，也可为双侧头痛，多反复发作。常见诱因包括劳累、睡眠过少或过多、情绪障碍、受凉等。头痛程度多为中到重度，部分患者发病前有畏光、闪光点、视物不清等先兆症状。偏头痛一般持续 4 ~ 72 小时，可伴恶心、呕吐，光、声刺激或日常活动可加重头痛，安静环境、休息可缓解头痛。女性患者偏头痛发作有时与月经周期相关。不过，其他脑部疾病也可表现为一侧头痛，须注意鉴别。

154. 记忆力衰退，是因为年纪大了

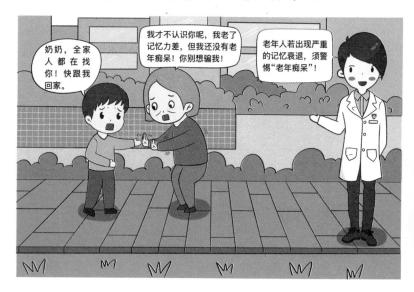

辟谣

部分老年人记忆力变差，须排除"老年痴呆"可能。

分析

很多人认为，老年人健忘是自然老化所致，没必要担心。然而，若老年人出现"不正常的健忘"，如刚吃了午饭却想不起来吃了什么，出门买东西却不知道要买什么等，家人应提高警惕，及时带老年人去医院就诊，排查老年痴呆可能。老年痴呆是指各种原因导致老年人出现严重的认知功能衰退，主要表现为近事记忆力减退，言语重复或表达障碍，性格行为改变，判断力及定向力障碍，计算力及注意力下降，严重影响日常生活和社交活动。

155. 脑萎缩就是老年痴呆

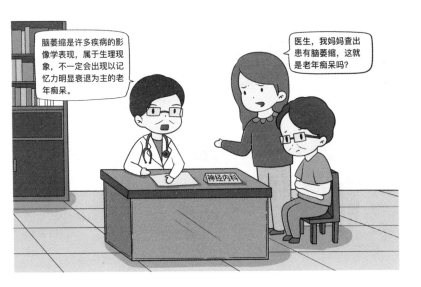

脑萎缩是许多疾病的影像学表现，属于生理现象，不一定会出现以记忆力明显衰退为主的老年痴呆。

医生，我妈妈查出患有脑萎缩，这就是老年痴呆吗？

神经内科

辟谣

脑萎缩分生理性和病理性两类，不等于患了老年痴呆。

分析

脑萎缩是各种原因导致脑神经元（即脑细胞）丢失或死亡所致，表现为脑组织体积缩小和重量下降。脑萎缩是许多疾病的影像学表现，其原因包括生理性（自然老化）和病理性（疾病）两类。生理性脑萎缩并不一定会出现以记忆力明显衰退为主的病理性的老年痴呆。

156. 动作迟缓，只是因为上了年纪

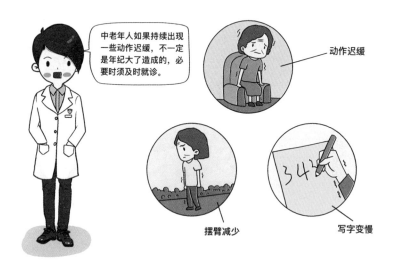

中老年人如果持续出现一些动作迟缓，不一定是年纪大了造成的，必要时须及时就诊。

动作迟缓

摆臂减少

写字变慢

辟谣

老年人"动作慢"，须排除器质性疾病。

分析

中老年人若出现行走时摆臂动作减少或消失、走路拖步、转身变慢、解纽扣及穿衣裤不灵活、写字变慢、字越写越小等异常情况，应提高警惕，必要时及时去医院就诊。导致老年人行动迟缓的原因较多，如帕金森病、老年痴呆、抑郁症等。家属若发现老年人出现感觉障碍、性格改变、情感淡漠等情况，均需引起注意。

157. "左眼跳财，右眼跳灾"

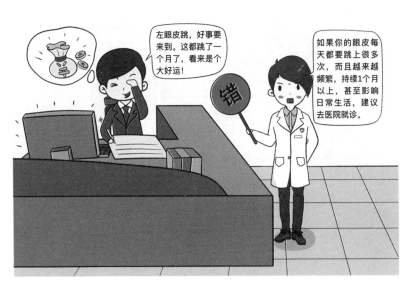

左眼皮跳，好事要来到。这都跳了一个月了，看来是个大好运！

如果你的眼皮每天都要跳上很多次，而且越来越频繁，持续1个月以上，甚至影响日常生活，建议去医院就诊。

错

辟谣

这种说法没有科学依据，"眼皮跳"大多是因为"眼睛累了"。

分析

"眼皮跳"与"祸福"不沾边。大多数"眼皮跳"不是病，只是眼睛疲劳或过度紧张导致。不过，如果"眼皮跳"很频繁，每天不停地跳，持续1个月以上，已经影响日常生活，患者应去医院就诊，排查是否存在面肌痉挛和眼睑痉挛。面肌痉挛一般表现为单侧眼皮跳，眼睑痉挛多为双侧眼皮跳。

158. "眼皮下垂"大多是累了

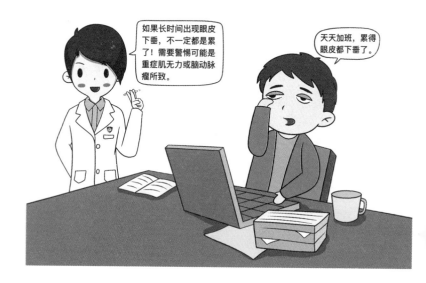

如果长时间出现眼皮下垂,不一定都是累了!需要警惕可能是重症肌无力或脑动脉瘤所致。

天天加班,累得眼皮都下垂了。

辟谣

眼睑下垂背后可能隐藏着疾病。

分析

出现不明原因眼睑下垂者,需要警惕是否存在重症肌无力或脑动脉瘤。前者多为波动性眼睑下垂,患者睁眼无力,有时可伴斜视、复视、声音低沉、乏力等,症状有"朝轻暮重"、休息后可缓解的特点。后者多为持续性眼睑下垂,症状逐渐加重,可伴复视、头胀、头痛等。

159. 年轻人不会患中风

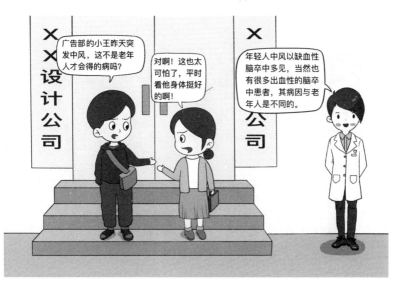

辟谣

年轻人也可能发生脑卒中。

分析

脑卒中，俗称"中风"。很多人认为，中风是老年人才会得的病，其实不然。年轻人发生脑卒中的危险因素与老年人不同，除高血压、糖尿病、血脂异常、吸烟、夜生活过度外，还有先天性脑血管病变、血液病、心脏疾病、免疫系统疾病等。改变不健康的生活方式，控制导致中风的危险因素，积极治疗相关疾病，是年轻人远离中风的关键。

160. 定期输活血化瘀药物可以预防中风

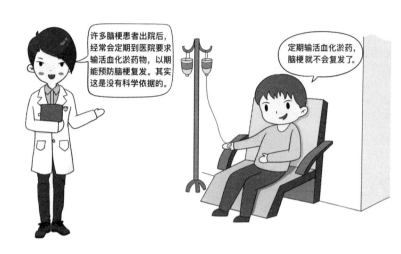

许多脑梗患者出院后，经常会定期到医院要求输活血化淤药物，以期能预防脑梗复发。其实这是没有科学依据的。

定期输活血化淤药，脑梗就不会复发了。

辟谣

定期输液不能预防中风。

分析

很多老年人认为，定期去医院输注一些具有活血化瘀作用的药物有助于预防中风；许多脑梗死患者出院后，也会定期去医院要求医生给他们输一些活血化瘀的药物，希望能预防复发。实际上，这么做是没有科学依据的。预防中风发生或复发，必须针对危险因素进行相应干预，如降压、调脂、抗血小板治疗等。

161. 突发一侧肢体偏瘫，休息一晚就会好

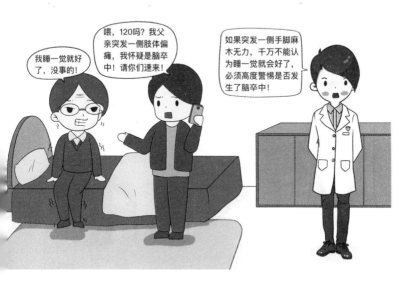

辟谣

突发一侧肢体偏瘫，应警惕是否发生了脑卒中。

分析

中老年人如果出现突发一侧手脚麻木、无力，千万不能认为睡一觉就会好，必须高度警惕是否发生了脑卒中，家人应立即将患者送至医院，进行头颅CT等检查，排除脑卒中可能，以免错过最佳治疗时机。脑卒中包括脑出血和脑梗死两类。前者占20%，一般采用休息、降压等保守治疗措施；后者占80%，需要尽快进行静脉溶栓，必要时进行取栓手术，以期尽早开通闭塞血管，恢复脑组织供血，改善预后。

162. 手抖就是患了帕金森病

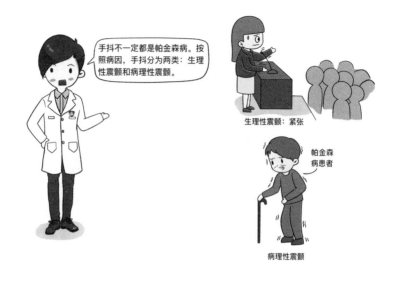

手抖不一定都是帕金森病。按照病因，手抖分为两类：生理性震颤和病理性震颤。

生理性震颤：紧张

帕金森病患者

病理性震颤

辟谣

手抖不是帕金森病"专利"。

分析

许多人认为，帕金森病与"颤抖"如影随形，帕金森病就是"抖抖病"。然而，实际情况并非如此。震颤是人体某一个或多个部位的节律性、不自主运动，分为生理性震颤和病理性震颤两类。前者主要为身体某部分细小的动作性震颤，如吵架、生气、紧张、焦虑、疲劳、饥饿时出现手抖，不影响日常生活，不需要处理。后者是由某些疾病引起的震颤，如帕金森病、特发性震颤、小脑病变、甲亢等。此外，酒精戒断、服用某些药物等，也可能导致手抖。

163. 失明一定是眼睛出了问题

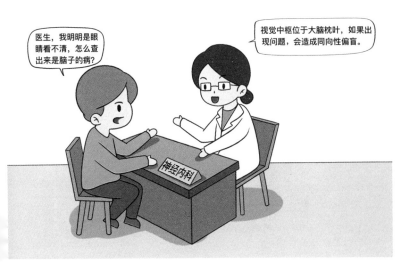

医生，我明明是眼睛看不清，怎么查出来是脑子的病？

视觉中枢位于大脑枕叶，如果出现问题，会造成同向性偏盲。

辟谣

失明，病根可能在"脑"。

分析

当出现视野缺损、走路总是偏向一边时，患者的第一反应大多是"眼睛出了问题"，急忙赶去医院眼科就诊。实际上，这种情况也可能是位于大脑枕叶的视觉中枢的病变导致。一侧视觉中枢损伤，可引起双眼视野对侧同向性偏盲。双侧视觉中枢受损，可导致明显的视野缺损。脑卒中、肿瘤、外伤等是导致视觉中枢受损的主要原因，患者应在医生指导下进行积极治疗，争取挽救视力。

164. 有人突发抽搐倒地，要赶紧掐人中

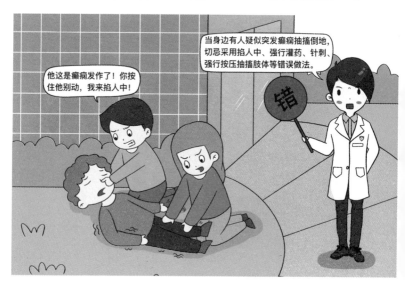

辟谣

救治疑似癫痫发作者，切忌掐人中。

分析

当身边有人疑似突发癫痫、倒地抽搐时，切忌掐人中、强行灌药、强行按压抽搐肢体等。部分人认为，刺激人中可以帮助癫痫患者缓解抽搐症状，但据临床观察，刺激人中对终止癫痫发作无帮助。正确的做法是：将患者就近安置在安全的区域；将较硬的物件放入患者口中，防止患者咬伤自己的舌头；在患者枕部放置软物，将其头部向一侧偏，避免发生呛咳、窒息；记录发作时间，同时拨打急救电话寻求专业人员的帮助。

165. 只有抽搐、口吐白沫，才是癫痫

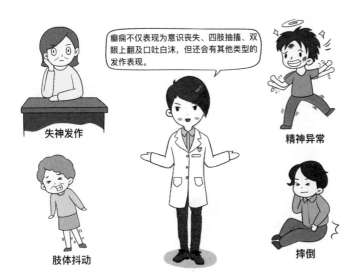

癫痫不仅表现为意识丧失、四肢抽搐、双眼上翻及口吐白沫，但还会有其他类型的发作表现。

失神发作

精神异常

肢体抖动

摔倒

辟谣

并非所有癫痫患者发作时都表现为四肢抽搐、口吐白沫。

分析

癫痫发作时，不仅可表现为意识丧失、四肢抽搐、双眼上翻、口吐白沫，还可有其他表现，如失神发作、发作性一侧或一个肢体抖动、发作性精神行为异常、反复摔倒、发作性点头，以及一些不自主、无意识的动作，如舔唇、咂嘴、咀嚼、吞咽、摸索、擦脸、拍手、走动、自言自语等。

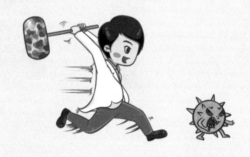

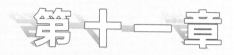

第十一章
粉碎关于**五官**的谣言

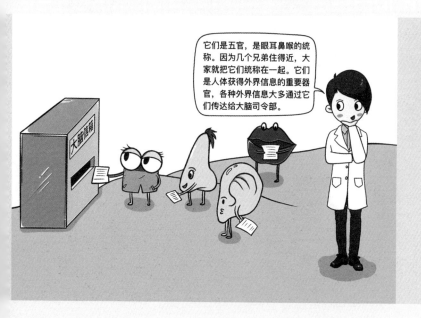

166. 流鼻血时一定要抬头，防止鼻血流出

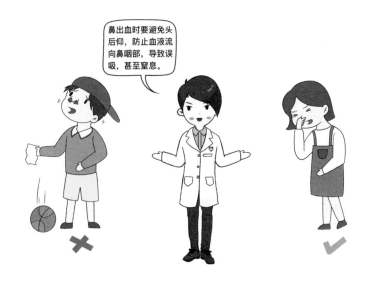

鼻出血时要避免头后仰，防止血液流向鼻咽部，导致误吸，甚至窒息。

辟谣

鼻出血时要避免头后仰。

分析

鼻出血时仰头，血液会流向鼻咽部。若出血量过大，会导致血液被误吸入气管，严重时可引起窒息。正确的做法是：头尽量前倾，用手指将两侧鼻翼压向鼻中隔止血；也可冰敷出血侧颈部，促进血管收缩，减少出血。若出血量大，患者应尽快至医院就诊。鼻出血的原因较多，常见的有鼻腔黏膜干燥、鼻腔黏膜小血管破裂，以及鼻腔、鼻窦或鼻咽部的肿瘤等。经常发生鼻出血者，经紧急止血后，还是需要去医院做详细检查。

167. 经常流清水鼻涕，一定是感冒了

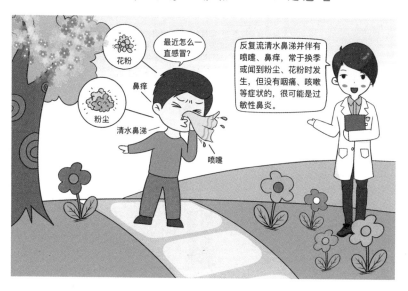

辟谣

经常流清水鼻涕，更可能是患了过敏性鼻炎。

分析

反复流清水鼻涕，伴打喷嚏、鼻痒，且常于换季或接触粉尘、花粉时发生或加重，应警惕过敏性鼻炎可能。过敏性鼻炎的典型症状为阵发性打喷嚏、流清水样鼻涕，伴鼻塞和鼻痒，多于晨起或夜间发作。过敏性鼻炎还会合并或引起其他相关疾病，包括哮喘、结膜炎、分泌性中耳炎等。哮喘和过敏性鼻炎是"同一气道，同一种疾病"。因此，哮喘患者也要关注过敏性鼻炎的情况。

168. 鼻炎与鼻窦炎都是"鼻子不通气"，是一回事儿

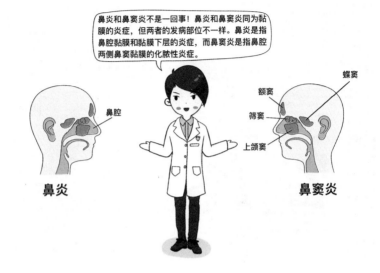

鼻炎和鼻窦炎不是一回事！鼻炎和鼻窦炎同为黏膜的炎症，但两者的发病部位不一样。鼻炎是指鼻腔黏膜和黏膜下层的炎症，而鼻窦炎是指鼻腔两侧鼻窦黏膜的化脓性炎症。

鼻腔

蝶窦
额窦
筛窦
上颌窦

鼻炎　　　　　　　　　　　　　　　　鼻窦炎

辟谣

鼻炎和鼻窦炎不是一回事。

分析

鼻炎和鼻窦炎同为黏膜的炎症，但两者的发病部位不一样。鼻炎是鼻腔黏膜和黏膜下层的炎症，而鼻窦炎是鼻窦黏膜的化脓性炎症。不过，两者有一定联系且常同时发生。

169. 耳屎要经常清理

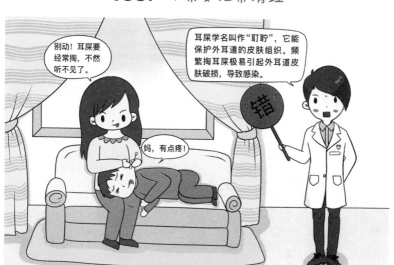

> **辟谣**

经常掏耳朵易引发外耳道炎症，应尽量避免。

> **分析**

耳屎，学名叫作"耵聍"，由外耳道皮肤腺体分泌产生，对外耳道皮肤有一定的保护作用。频繁掏耳朵易损伤外耳道皮肤，导致外耳道发炎。通常，耵聍不需要经常清理，可自行脱落。当耵聍较多、堵塞外耳道，进而影响听力时，则需要去医院处理。如果出现耳部堵塞感、耳痒、流水等情况，患者应警惕是否发生了外耳道胆脂瘤、外耳道真菌感染或化脓性中耳炎，应及时去医院就诊处理。

170. 戴助听器会使听力变差

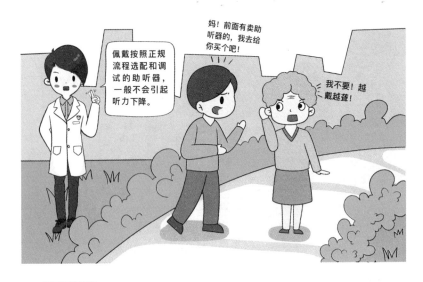

辟谣

老年人听力下降并非戴助听器导致。

分析

按照正规流程选配和调试的助听器，一般不会引起听力下降。为达到良好的助听效果，必须由专业人员根据患者的听力在各个频率上的损失情况，对助听器进行精准调试。老年人要明确，助听器是需要由专业人员帮助验配的，不是从商店里"买"回来的。初戴助听器可能会有些不适应，只要每天坚持戴，就会逐渐适应。

171. 头痛医头，耳鸣治耳

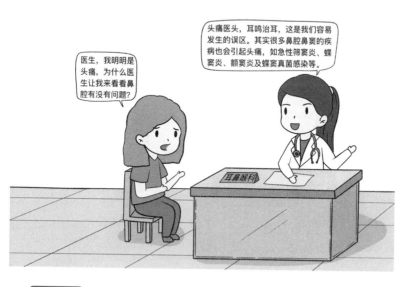

医生，我明明是头痛，为什么医生让我来看看鼻腔有没有问题？

头痛医头，耳鸣治耳，这是我们容易发生的误区。其实很多鼻腔鼻窦的疾病也会引起头痛，如急性筛窦炎、蝶窦炎、额窦炎及蝶窦真菌感染等。

辟谣

耳鸣并非全是耳病导致，头痛亦非仅由脑部疾病引起。

分析

耳鸣的病因十分复杂，除前庭器官病变、内耳听觉细胞损伤等会导致耳鸣外，脑供血不足，甚至心理因素等，也可引起耳鸣。同时，头痛也并非仅由脑部疾病引起，鼻窦炎、青光眼、颈椎病等，均可导致头痛。

172. 耳朵流脓，就是患了中耳炎

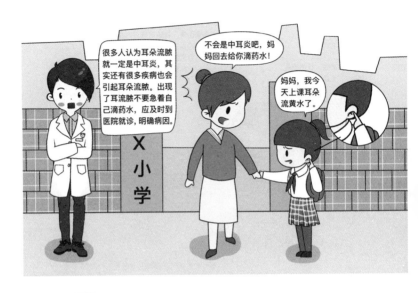

辟谣

导致耳朵流脓的原因很多，并非都是中耳炎。

分析

很多人认为，耳朵流脓一定是中耳炎。其实，很多疾病都会引起耳朵流脓，如外耳道湿疹、外耳道真菌病、外耳道炎等。当出现耳流脓时，应及时去医院就诊，明确病因，并接受针对性治疗。

173. 鱼刺卡喉，赶紧吞饭团、喝醋

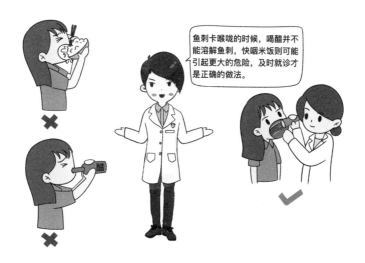

鱼刺卡喉咙的时候，喝醋并不能溶解鱼刺，快咽米饭则可能引起更大的危险，及时就诊才是正确的做法。

辟谣

这些"土办法"是无效的。

分析

喝醋并不能溶解鱼刺，快咽米饭还可能使鱼刺刺入更深的地方，进而引起感染，引发更为严重的后果。发生鱼刺卡喉后，及时就诊才是正确的做法。通常，耳鼻喉科医生可以借助喉镜将鱼刺取出。已经进入食管的异物，往往需要先进行 CT 定位，在确定异物位置后，由消化内镜医生通过胃镜将其取出。若鱼刺已穿破食管，可能需要通过外科手术方能取出。

174. 润喉含片是"糖"，可以多吃几粒

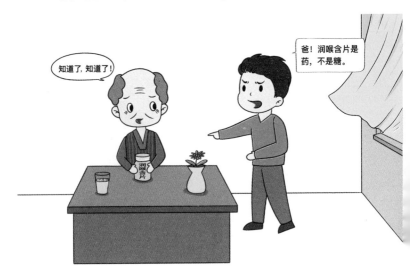

辟谣

润喉含片是药，不是糖，不能随便吃。

分析

很多人在感到咽喉不适时，就会去药店去买些润喉含片含服；有些人把润喉含片当作可以滋润咽喉的糖，有事没事就含上一片；还有一些人更是将润喉含片当作保护嗓子的"法宝"。实际上，润喉含片是能在口腔内溶解的药片。为提高患者的接受度，常加入色素、糖等成分，导致不少人误以为它可以像糖一样随意吃。其实，润喉含片仍是药，不能当糖吃，部分含片经常含服会使口腔黏膜血管收缩，甚至导致口腔溃疡。

175. 近视的人不会发生老花眼

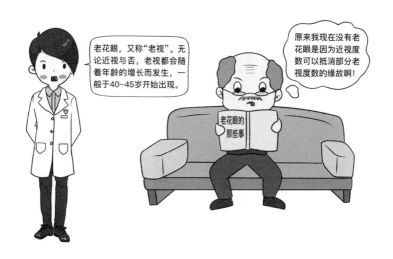

老花眼，又称"老视"。无论近视与否，老视都会随着年龄的增长而发生，一般于40~45岁开始出现。

原来我现在没有老花眼是因为近视度数可以抵消部分老视度数的缘故啊！

老花眼的那些事

辟谣

无论近视与否，老视都会发生。

分析

老花眼，又称为"老视"。随着年龄增长，人眼的晶状体逐渐硬化、弹性减退，睫状肌功能也逐渐减退，眼的调节功能逐渐下降，会出现近距离阅读困难等问题。无论近视与否，老视都会发生。当然，屈光状态会影响老视出现的时间，远视者较早发生老视，近视者则较晚发生。由于近视度数可抵消一部分老视度数，故常给人"近视者不会发生老花"的错觉。

176. 远视，就是能看得更远

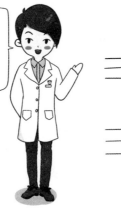

远视度数较低者可以通过调节，增加眼的屈光力，获得清晰的视觉。而中、高度远视者，眼调节力不能完全代偿，视力会受影响。

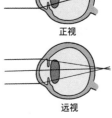

正视

远视

辟谣

远视患者看远不清晰，看近更不清晰。

分析

当外界的平行光线经过人眼的屈光系统，恰好在视网膜黄斑中心凹聚焦，这种屈光状态称为"正视"，此时视物最清晰。当外界的平行光线聚焦于视网膜之后，称为"远视"；聚焦于视网膜前，称为"近视"。二者视物均不清晰。远视患者并非能"看得更远"，而是无论看远还是看近，都不清晰。同时，远视患者由于频繁使用眼调节功能，视疲劳症状往往比较明显。远视可通过佩戴凸透镜（远视眼镜）矫正。

177. 近视不要紧，长大了做激光手术就行

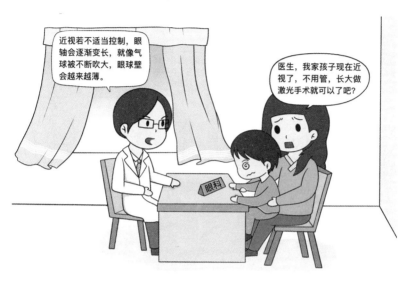

辟谣

激光手术虽然能消除近视度数，但不能治愈近视。

分析

近视若不予以控制，眼轴会逐渐变长，就像气球被不断吹大，眼球壁也会越来越薄。随着近视度数的增加，视网膜也会出现不同程度的病变。与正视者相比，近视患者发生视网膜脱离、视网膜劈裂、视网膜裂孔、黄斑出血、脉络膜新生血管的风险明显增加。虽然近视度数可以通过戴眼镜或做屈光手术矫正，但视网膜的病变并不会因为屈光手术而逆转。

178. 眼睛红，就是患了"红眼病"

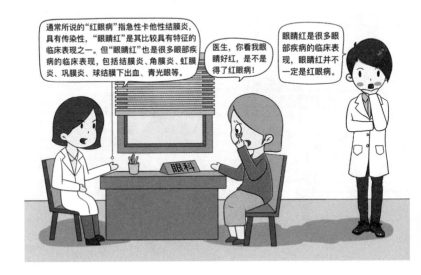

辟谣

导致眼睛红的原因很多，并非都是"红眼病"。

分析

通常所说的"红眼病"，指的是急性卡他性结膜炎，具有传染性，"眼睛红"是其特征性的临床表现之一。不过，结膜炎（包括过敏性结膜炎）、角膜炎、虹膜炎、巩膜炎、球结膜下出血、青光眼等，都可能表现为眼红。出现眼红症状者，应去正规医院眼科做检查，明确诊断，并接受针对性治疗。

179. 白内障术后易复发，不如不做手术

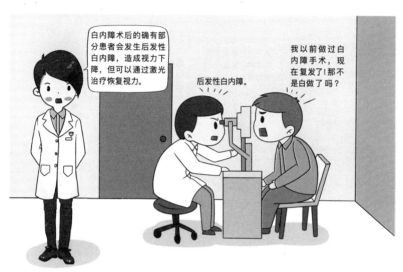

白内障术后的确有部分患者会发生后发性白内障，造成视力下降，但可以通过激光治疗恢复视力。

后发性白内障。

我以前做过白内障手术，现在复发了！那不是白做了吗？

辟谣

白内障不会复发，"后发障"可以治疗。

分析

随着显微手术和人工晶状体植入技术的应用，白内障手术已微创化。目前常用的手术方法是白内障超声乳化和人工晶状体植入术。手术后，患者的视力可得到明显提高。不过，部分患者在术后数月或数年，会再次出现视力下降，便误以为是白内障复发了。实际上，这是发生了"后发性白内障"，简称"后发障"，为晶状体后囊膜混浊所致。后发障患者可通过激光治疗恢复视力。

180. 白内障最好等"熟"了以后再手术

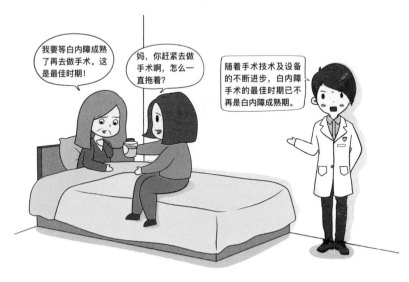

辟谣

视力下降、不能满足日常需求的白内障患者可接受手术治疗。

分析

老年性白内障是最常见的白内障类型，其病变过程可分为4期：初发期、膨胀期、成熟期和过熟期。成熟期白内障因晶状体完全混浊、质地较硬，反而增加手术难度。随着手术技术及设备的不断进步，白内障手术的最佳时期已不再是成熟期。当视力下降、不能满足患者日常需求时，即可做手术。

181. 眼压正常，就不是青光眼

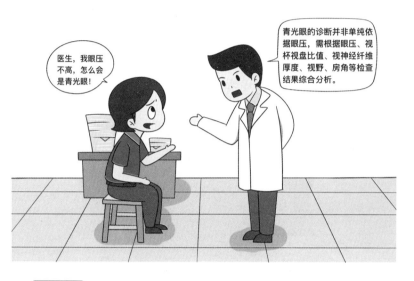

青光眼的诊断并非单纯依据眼压，需根据眼压、视杯视盘比值、视神经纤维厚度、视野、房角等检查结果综合分析。

医生，我眼压不高，怎么会是青光眼！

辟谣

眼压高不一定是青光眼，部分青光眼患者的眼压是正常的。

分析

青光眼的诊断并非单纯依据眼压。通常，医生会根据眼压、视杯视盘比值、视神经纤维厚度、视野、房角等检查结果进行综合判断。如果眼压轻度升高，但视神经纤维和视野未出现损害，则为高眼压症，而非青光眼。相反，即便眼压在正常范围内，若发生了视杯视盘比值扩大、视神经纤维变薄、视野缺损等，则为正常眼压青光眼。青光眼起病隐匿，坚持定期眼部体检，有助于早发现、早诊断、早治疗。

182. 患了青光眼，一定会失明

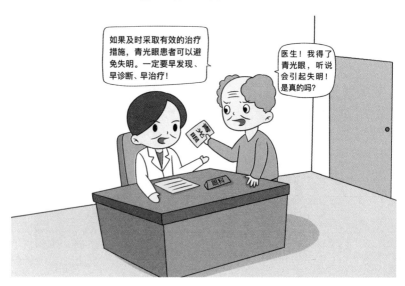

> 辟谣

青光眼患者只要接受规范治疗，不一定会失明。

> 分析

　　青光眼虽然不能根治，但可以控制。青光眼患者只要及时去正规医院治疗、定期随访观察，就能控制视神经损害的发展，维持有用的视功能，避免失明。青光眼的治疗方法主要包括药物、激光和手术治疗，旨在控制眼压、保护视神经。对青光眼患者而言，早发现、早诊断、早治疗尤为重要。

183. 眼药水点得越多，效果越好

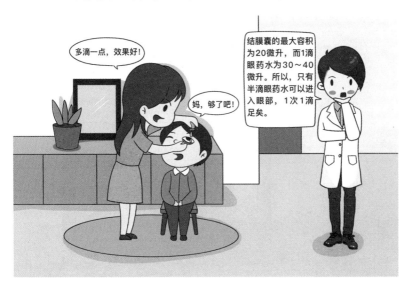

辟谣

每次只要滴 1 滴眼药水就足够了。

分析

人结膜囊的最大容积为 20 微升，而 1 滴眼药水为 30～40 微升。也就是说，滴眼药水时，其实只有半滴眼药水可以进入眼部。因此，每次只要滴 1 滴眼药水足矣。需要提醒的是，结膜囊内的眼药水需要 5～6 分钟才能基本排出，需要同时使用多种眼药水时，为使每种眼药水都充分发挥作用，需间隔 5 分钟以上。

184. "红眼病"传染性很强，只要看一眼，就会被传染

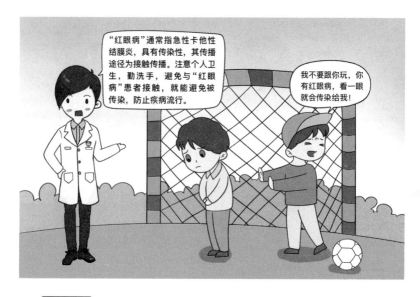

辟谣

"看一眼"并不会被传染"红眼病"。

分析

"红眼病"通常指急性卡他性结膜炎，具有传染性，但其传播途径为接触传播，如接触了红眼病患者用过的毛巾、物品等，并非"看一眼"就会被传染。只要注意个人卫生，勤洗手，避免与"红眼病"患者接触，就能避免被传染，防止疾病流行。

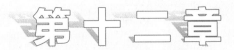

第十二章
粉碎关于口腔的谣言

口腔是人类消化道的大门，也是负责"吃"的主要器官。每天大大小小、酸甜苦辣的各种食物都往它里面塞，好在它有牙齿和舌头把关，食物经过它们的碾压才能进入消化道，保证了消化道的安全。

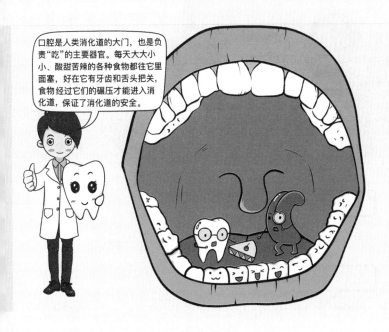

185. 孩子的牙齿还在发育，食物越精细越好

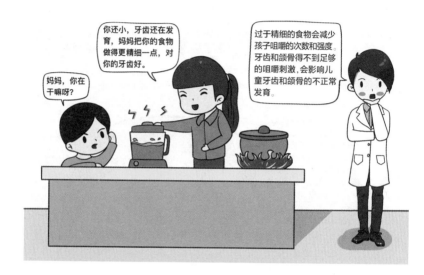

辟谣

孩子吃得过于精细，不利于牙齿和颌骨的发育。

分析

　　精细的食物虽然便于孩子食用和消化吸收，但长期进食过黏、过软、过细的食物，孩子的牙齿和颌骨得不到足够的刺激，不仅会影响正常的换牙过程，还会影响孩子脸型的正常发育。此外，进食略粗糙的食物还有一定的清洁牙齿的作用。

186. "六龄牙"是乳牙

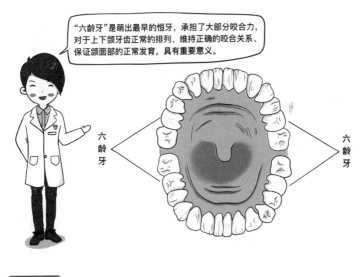

"六龄牙"是萌出最早的恒牙，承担了大部分咬合力，对于上下颌牙齿正常的排列、维持正确的咬合关系、保证颌面部的正常发育，具有重要意义。

六龄牙　　　　　　　　　六龄牙

辟谣

"六龄牙"是萌出最早的恒牙。

分析

"六龄牙"，即第一恒磨牙，约在孩子六岁时萌出，由于其不替换任何乳牙，故部分家长误以为这是乳牙。实际上，"六龄牙"是恒牙中最"强壮"的，承担了大部分咬合力，咀嚼功能强。它位于牙弓的中部，是牙弓的主要支柱，对于保持上下颌牙齿的正常排列、维持正确的咬合关系、保证颌面部的正常发育具有重要意义。"六龄牙"刚萌出时，矿化程度低，表面窝沟多且深，容易龋坏。"六龄牙"一旦病损，会给孩子的健康带来危害，进行窝沟封闭有助于保护孩子的"六龄牙"。

187. 用了漱口水，就可以不用刷牙了

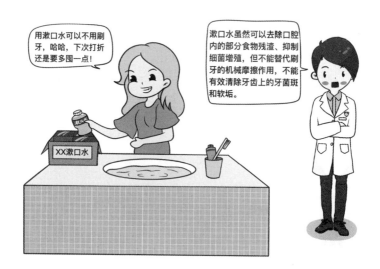

用漱口水可以不用刷牙，哈哈，下次打折还是要多囤一点！

漱口水虽然可以去除口腔内的部分食物残渣、抑制细菌增殖，但不能替代刷牙的机械摩擦作用，不能有效清除牙齿上的牙菌斑和软垢。

XX漱口水

辟谣

不能用漱口水代替刷牙。

分析

使用漱口水虽然可以通过口腔荡洗及某些药物的作用去除口腔内的部分食物残渣，抑制相关细菌增殖，调节口腔内酸碱平衡，但不能替代刷牙的机械摩擦作用，无法清除牙齿上的菌斑和软垢。此外，有些漱口水含有某些药物成分，长期使用可导致口腔菌群失调。漱口水应在专业医生指导下使用，不能滥用。

188. 刷牙出血是因为牙刷太硬

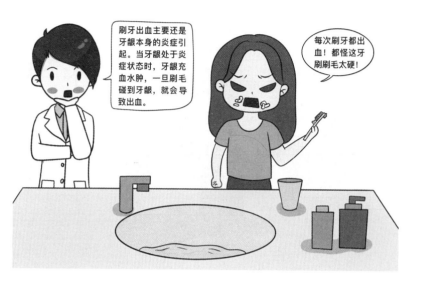

> 刷牙出血主要还是牙龈本身的炎症引起。当牙龈处于炎症状态时，牙龈充血水肿，一旦刷毛碰到牙龈，就会导致出血。

> 每次刷牙都出血！都怪这牙刷刷毛太硬！

辟谣

刷牙出血，更可能是牙周病"作祟"。

分析

导致刷牙出血的原因很多，除牙刷太硬外，刷牙方式不当、用力过猛等，都可能刮伤牙龈，导致牙龈疼痛、出血。此外，刷牙出血还可能是牙龈本身的病变导致，如牙龈炎、牙周病等。当牙龈发炎时，牙龈充血、水肿、质地较脆弱，牙刷碰到牙龈后，很容易导致出血。定期进行口腔检查和牙周基础治疗，有助于改善刷牙出血状况。需要警惕的是，某些全身性疾病也可引起牙龈出血，如白血病、血友病、肝硬化等。

189. 电动牙刷比普通牙刷好

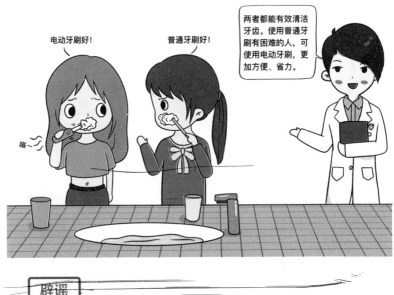

电动牙刷好！

普通牙刷好！

嗞～

两者都能有效清洁牙齿。使用普通牙刷有困难的人，可使用电动牙刷，更加方便、省力。

辟谣

掌握正确的刷牙方法比用什么牙刷重要。

分析

如果能够掌握有效的刷牙方法，刷牙时间不少于3分钟，早晚认真刷牙，无论使用电动牙刷还是普通牙刷，都能有效清洁牙齿。使用普通牙刷有困难的人，电动牙刷可能更方便。电动牙刷通过电动机芯使刷头产生高频震动，清洁力度均匀，接触面更宽，有助于提高刷牙效率。部分电动牙刷还有计时功能，有助于保证足够的刷牙时间。

190. 心血管病患者不能拔牙

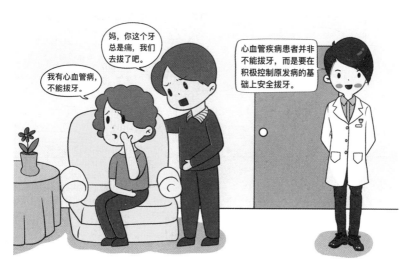

妈,你这个牙总是痛,我们去拔了吧。

我有心血管病,不能拔牙。

心血管疾病患者并非不能拔牙,而是要在积极控制原发病的基础上安全拔牙。

辟谣

心血管病患者拔牙前需要进行健康评估。

分析

心血管病患者并非不能拔牙,而是要在积极控制疾病的基础上安全拔牙。拔牙是一种有创手术,存在一定风险。紧张、焦虑、疼痛、恐惧等都有可能导致心血管病患者出现血压升高、心律失常、心绞痛等,甚至有引发心梗的风险;部分患者长期服用抗凝药,拔牙后可能出现伤口出血难止。心血管患者拔牙前应将病情如实告知医生,由医生决定是否可以拔牙、是否需要预防性使用抗菌药、是否需要在心电监护下拔牙等。

191. 洗牙会伤害牙齿

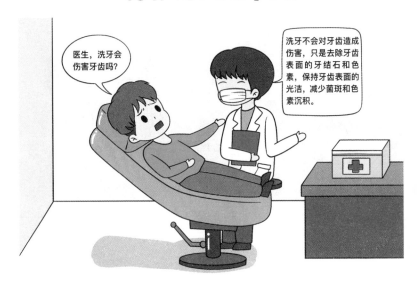

医生，洗牙会伤害牙齿吗？

洗牙不会对牙齿造成伤害，只是去除牙齿表面的牙结石和色素，保持牙齿表面的光洁，减少菌斑和色素沉积。

辟谣

规范的洗牙操作不会对牙齿造成伤害。

分析

洗牙的目的是为了去除牙齿表面的牙结石及部分色素，保持牙齿表面的光洁，减少菌斑和色素的积聚。很多人认为洗牙会伤害牙齿，因为他们在洗牙后明显感觉牙齿对冷热刺激比较敏感。这是因为，洗牙前，牙石像"盔甲"一样包裹在牙齿和牙根表面。牙石被清除之后，冷热刺激直达牙面和牙根，会使牙齿比洗牙前更敏感。经过 1～2 周的适应，洗牙后的不适感可缓解或消失。

192. 洗牙会使牙缝变大

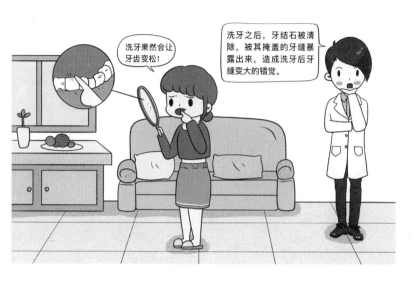

洗牙果然会让牙齿变松!

洗牙之后,牙结石被清除,被其掩盖的牙缝暴露出来,造成洗牙后牙缝变大的错觉。

辟谣

洗牙并不会导致牙缝变大。

分析

正常牙齿之间存在牙间隙,随着年龄增长、牙龈退缩及牙周炎进展,牙缝会渐渐增大。牙结石附着在牙齿之间,就像在牙缝中糊了一层"泥巴",从而造成牙缝小的假象。洗牙之后,牙结石被清除,被其掩盖的牙缝暴露出来,让人感觉牙缝变大了。实际上,这不过是还了牙齿的"本来面目"而已。

193. "无糖" 食品不伤牙

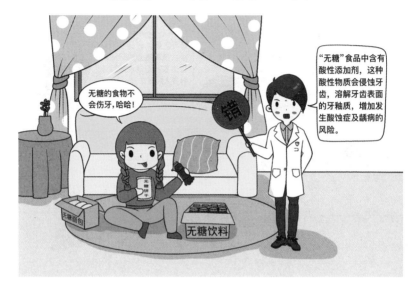

辟谣

不注意口腔卫生,"无糖"食品也伤牙。

分析

目前,市面上有很多"无糖"食品,深受糖尿病患者欢迎。这些食品用代糖或甜味剂(如木糖醇、阿巴斯甜等)代替传统的蔗糖,有助于糖尿病患者血糖的控制。很多人认为,糖吃多了容易蛀牙,无糖食品不含糖,不会导致蛀牙。实际上,"无糖"食品虽然不含糖,但其中含有的酸性添加剂也会侵蚀牙齿,增加酸蚀症及牙齿龋坏的发生风险。无须因为害怕蛀牙而拒绝含糖食物或刻意选择无糖食品,只要认真做好口腔清洁工作,就能保护好牙齿。

194. 老年人掉一两颗牙不要紧，不必急着装假牙

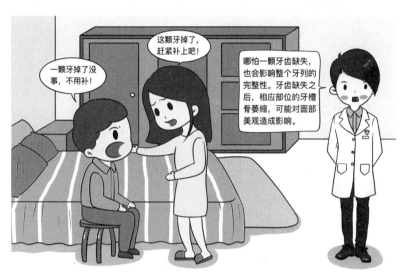

一颗牙掉了没事，不用补！

这颗牙掉了，赶紧补上吧！

哪怕一颗牙齿缺失，也会影响整个牙列的完整性。牙齿缺失之后，相应部位的牙槽骨萎缩，可能对面部美观造成影响。

辟谣

缺牙应及时修复。

分析

哪怕一颗牙齿缺失，也会影响整个牙列的完整性。牙齿缺失后如果没有及时修复，剩余的牙齿负担加重，更容易出现剩余牙齿松动、移位、伸长，以及咀嚼效率降低、偏侧咀嚼、双侧颞颌关节负荷不一致、面部不对称等问题。因食物咀嚼不充分，还会增加消化系统的负担，影响营养物质的吸收。因此，老年人一旦发生缺牙，应及时修复。

195. 牙痛了，吃点止痛药就行

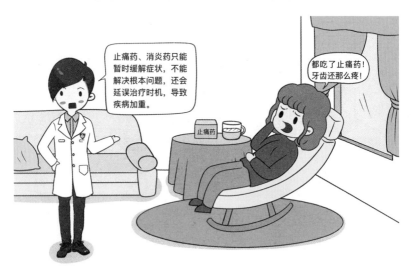

辟谣

牙痛不能乱吃药。

分析

导致牙痛的原因很多，如龋齿、牙髓炎、牙周炎、智齿冠周炎等。止痛药只能暂时缓解症状，并不能从根本上解决问题，有时甚至可能延误治疗时机，导致病情加重。需要提醒的是，有些牙痛并非牙齿本身病变所致，而是其他疾病的"信号"。比如：少部分患者在心绞痛发作时，疼痛会放射到颌面部，主要表现为牙痛，而非胸痛。

196. 用牙膏涂抹患处能止痒、祛痘、还能治烫伤

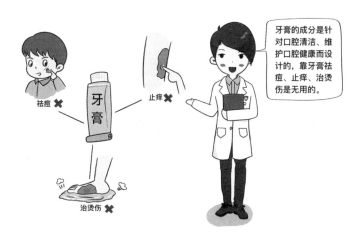

牙膏的成分是针对口腔清洁、维护口腔健康而设计的，靠牙膏祛痘、止痒、治烫伤是无用的。

祛痘 ✖

牙膏

止痒 ✖

治烫伤 ✖

辟谣

涂抹牙膏对治疗烫伤无益，祛痘、止痒作用微乎其微。

分析

牙膏的成分是针对口腔清洁、维护口腔健康设计的。皮肤烫伤以后，涂抹牙膏不仅没有治疗作用，反而会污染伤口，影响局部散热，增加伤口清理的难度和发生感染的风险。牙膏也没有祛痘作用，且大多数牙膏含有氟和摩擦剂，将其涂抹在痘痘上反而会刺激皮肤，加重病情。将含有薄荷成分的牙膏涂抹在皮肤上确实有清凉的感觉，但止痒作用微乎其微。

197. "箍牙"最好等孩子12岁以后

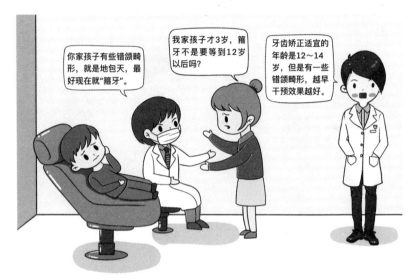

"箍牙"时间因人而异。

牙齿矫正的适宜年龄是青少年时期，即12～14岁。此时，孩子正处于生长发育高峰期，矫正效果最好。不过，有一些错颌畸形，如反颌（"地包天"），则越早矫正越好，3岁左右就可以进行。值得一提的是，某些不良习惯也可引起错颌畸形，如小朋友晚上睡觉张着嘴，导致上牙前凸、嘴唇外翻；长期吐舌头导致牙床前凸、前牙开颌；长期吸吮手指导致上颌牙齿外凸、下颌牙齿内倾，形成"龅牙"。

198. 正畸治疗太麻烦，不如装全口烤瓷牙

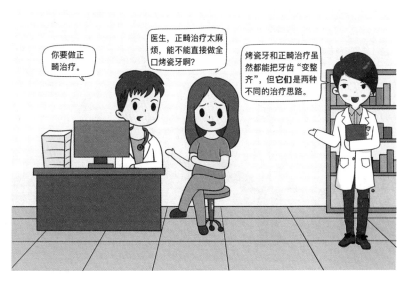

辟谣

装全口烤瓷牙相当于做了一副"牙套"，对牙齿伤害大。

分析

装烤瓷牙和正畸治疗虽然都能把牙齿"变整齐"，但属于两种不同的治疗方法。矫正牙齿是基于排齐自身牙齿的思路，以最小代价达到使牙齿排齐的目的，治疗周期比较长。烤瓷牙通过装一副"整齐"的牙套使牙齿变整齐，短时间内即可完成治疗，且可改变牙齿的外形和色泽，但对牙齿造成的损伤是不可逆的。

199. 装种植牙肯定比装假牙好

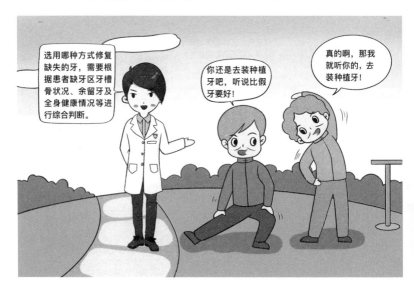

辟谣

种植牙、假牙各有利弊，宜"按需"选择。

分析

对缺牙患者而言，选用哪种方式进行修复，需要根据缺牙区牙槽骨状况、余留牙及全身健康情况等因素综合判断决定。与假牙相比，种植牙的咀嚼效率更高，不会损伤相邻的天然牙，在美观性、功能性、舒适性上都更接近天然牙。不过，种植牙需要在颌骨内安放人工牙根，通过与周围牙槽骨结合，以达到稳定的作用，故需要考虑患者的耐受度、缺牙区的牙槽骨的骨量等，并非人人适宜。

200. 做"牙套"，给牙齿罩上"金钟罩"

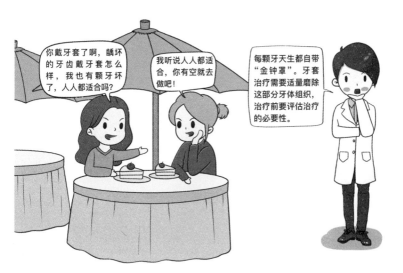

辟谣

牙套并非人人适宜，天然牙齿自带"金钟罩"。

分析

因龋坏、崩裂导致牙齿部分缺损者，为恢复牙齿的完整性、保护剩余牙体组织免受损伤，医生通常会建议其做个"牙套"，就像给牙齿套上"金钟罩"，保护牙齿免遭外力破坏。不过，牙套治疗也是有适应证的，健康牙齿一般不需要做牙套。事实上，牙齿表面覆盖的牙釉质是人体最坚硬的组织，每颗牙都自带"金钟罩"。爱护好自己的牙齿就是对牙齿最好的保护措施。